Pädagogische Praxisimpulse

Band **1**

Ein Schulcurriculum entwickeln:

Ansätze und Strukturmomente in Modellversuchsvorhaben zur Gestaltung curricularer Bausteine in der generalistischen Pflegeausbildung

Thomas Prescher und Markus Hanekamp (Hrsg.)

Reihe: Pädagogische Praxisimpulse

Herausgeber: Prof. Thomas Prescher

Bibliografische Information der Deutschen Nationalbibliothek: Die Deutsche Nationalbibliothek ver-
zeichnet diese Publikation in der Deutschen Natio-
nalbibliografie; detaillierte bibliografische Daten sind
im Internet über dnb.dnb.de abrufbar.

© 2019 Thomas Prescher

2. überarbeitete Auflage

Herstellung und Verlag: BoD – Books on Demand,
Norderstedt

ISBN 9783750407404

Inhalt

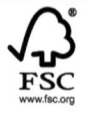

THOMAS PRESCHER UND MARKUS HANEKAMP

Einleitung: Ein Schulcurriculum entwickeln

Zusammenfassung

Die Curriculumsentwicklung beschäftigt aktuell die Lehrkräfte in den Berufsfachschulen für Pflegeberufe. Häufig lässt sich eine Verunsicherung beobachten, was denn genau diese Curriculumsentwicklung bedeutet, wie sie innerhalb eines Trägers oder Berufsfachschule umgesetzt werden kann und worauf konkret zu achten ist. Im Beitrag werden dazu konkrete Impulse gegeben, ohne sich in curriculumstheoretischen Betrachtungen zu verlieren. Diese Impulse sind wesentlich von der curricularen Arbeit der Arbeitsgruppe Schulcurriculum von Diakoneo KdÖR angeregt. Im Ergebnis wird mit Ausblick auf die verschiedenen Beiträge ein Vorgehen dargestellt, welches sich an Modellversuchen als modulare Gestaltungsansätze orientiert und zusammenfassend jeweils darstellen, wie ein Modul nach dem gewählten Ansatz aufgebaut sein kann.

1 Curriculare Arbeit in den Gesundheits- und Plegeberufen: Navigieren im Nebel

In der curricularen Ausbildung in den Gesundheitsberufen besteht Konsens darüber, dass eine Kompetenzentwicklung an die Erfahrung der Lernenden gebunden ist. Als zentrale bildungspolitische Leitkategorien fungieren das Lernfeld, die berufliche Handlungssituation und die Ausrichtung der schulischen und praktischen Unterweisung auf das übergeordnete Ziel der Handlungskompetenz sowie der Persönlichkeitsentwicklung (vgl. Hundenborn & Brühe 2005, S. 28). In zahlreichen Publikationen zur Unterrichtsgestaltung werden dazu die Begriffe des Curriculums, der Kompetenzen und Schlüsselqualifikationen oder der Subjekt- und Fallorientierung in der Lernprozessgestaltung entfaltet (z.B. Kremer et al. 2005).

All diesen Begriffen haftet jedoch der Charme von „Plastikwörtern" an, wie es Pörksen (1992, S. 16ff.) formuliert. Unter Plastikworten versteht der Autor fachsprachliche Begrifflichkeiten, die sich kaum in die alltäglichen Lebenszusammenhänge einzufügen scheinen. Sie fungieren zwar auf der einen Seite als Türöffner zum Erschließen eines Raumes, eignen sich aber nicht dafür, das Hindurchgehen zu ermöglichen. Sie sind auf eine gewisse Art und Weise verständlich und ermöglichen Anschlüsse im professionellen Austausch, bleiben jedoch zu unspezifisch, als dass die Praxis mit diesen Worten tatsächlich etwas gestalten könnte.

Der Austausch mit Praxisvertretern führt folglich immer wieder zu der Frage, was der Begriff der Kompetenz meine und wodurch er sich jenseits des akademischen Diskurses beispielsweise von dem Verständnis der Schlüsselqualifikationen unterscheide. Dies ist insofern problematisch, als dass in der Ausbildung in den Gesundheitsberufen eine bildungstheoretisch motivierte Orientierung, wie sie in der Bildungstheorie nach Klafki (1996) zum Ausdruck kommt, vorherrscht, die nach wie vor am Inhalt ausgerichtet ist. Eine kompetenzorientierte Beschreibung der Lerngegenstände sind in Curriculars eher selten zu beobachten bzw. gibt es auch vorbildliche Beschreibungen, so folgt die Umsetzung oftmals einer inhaltlichen Logik.

Insgesamt scheint ein Theorie-Praxis-Problem zu bestehen. Auf der einen Seite steht die Praxis, in der die Auszubildenden eine klare Ausrichtung auf das benötigen, was sie in der täglichen Begegnung mit zu Pflegenden unterstützt. Hier stellt sich ein Bild von eher pragmatisch ausgerichteten SchülerInnen und FachlehrerInnen dar, welche mit den theoretischen und komplexen Modellen, wie zum Beispiel der interaktionistischen Didaktik nach Darmann-Fink (2010, S.

14), wenig anfangen können, da diese als „(...) wissenschaftlich begründete Handlungs- und Reflexionstheorien (...)" (ebd. S. 13) verstanden werden. Damit soll keine Kritik an den theoretischen Modellen geübt werden, sondern mit Blick auf die anvisierte Zielgruppe der Auszubildenden in den Pflegeberufen die Art der praktischen und ungefilterten Umsetzung.

So erscheinen auf der anderen Seite Konzepte wie das Lernbegleitbuch für SchülerInnen der Akademie des Klinikums München (2012) als überzogen, weil zu komplex, zu abstrakt und zu theorielastig: Zum einen wirken die 228 Seiten nicht nur extrem umfänglich, sondern hinsichtlich der didaktischen Struktur im konkreten Einsatz durch die SchülerInnen auch intransparent. D.h., es fehlt eine klare Beschreibung, wann die LehrerInnen und SchülerInnen wie damit arbeiten sollen. Was in jedem Fall die Zielgruppe zu überfordern scheint, ist die Darlegung des didaktischen Ansatzes mit den drei Arten der Erkenntnisgewinnung als technisches, praktisches und emanzipatorisches Erkenntnisinteresse (ebd. S. 9). Allein diese Begriffsverwendung erscheint als nicht zielgruppenadäquat und die „(...) stellenweise (...) ausgeprägte Ignoranz gegenüber aktuellen (berufs-)pädagogisch-didaktischen Leitkategorien, wie z.B. Handlungsorientierung oder Lernfeldsystematik" (Walter et al. 2011, S. 19), auch nicht verwunderlich.

Dabei ist die Ursache dafür sicherlich nicht in der Komplexität der theoretischen Modelle zu sehen, sondern in der Art und Weise der programmatischen Arbeit zur schulischen Lehrplangestaltung. Diese folgt häufig einem eher pragmatischen Ansatz ohne Lehrplankommission oder Bildungsgangkonferenz. Die Lehrplanverantwortlichen entwickeln ein „einfaches" Zeit- und Inhaltsmodell mit entsprechenden zugeordneten Fachlehrern, welche im Wesentlichen innerhalb der Fächersystematik, Krankheitsbilder oder der pflegewissenschaftlichen Struktur selbstverantwortlich die Zeitfenster methodisch ausgestalten (vgl. Walter 2008, S. 55).

Die Kunst didaktischen Handelns kann hier darin gesehen werden, die Vielfalt der Modelle und Prinzipien zu nutzen und in einem Prozess geschickter Reduktion auf das Wesentliche in die Entwicklung der Unterrichts- und Ausbildungsentwürfe einfließen zu lassen. Die Hauptherausforderung scheint in dem Aspekt zu bestehen, dass eigentlich zu viel an Handlungsoptionen und Begründungen zur Verfügung steht. So stellt für einen fallorientierten Zugang das phänomenologische Bearbeitungsmodell zur Entwicklung authentischer Handlungssituationen von Walter (2015, S. 13) sicher eine gangbare Handlungsstruktur zur Verfügung.

Jedoch erscheint die anvisierte Berufsfeldanalyse als
sehr komplex und zeitaufwendig, so dass davon ausgegangen werden kann, dass sie in der Praxis wenig
anschlussfähig ist. Solche wissenschaftlichen Konzepte verweisen aber darauf, dass die an Handlungs- und
Lernsituationen orientierte Lernfeldkonzeption kei-
neswegs eine triviale Aufgabe in der Umsetzung darstellt und dass diese Aufgabe durch entsprechende
Professionalisierungsstrategien, wie es Winther et al.
(2015, S. 9) formulieren, zu unterstützen ist. „Es ist
daher eine Fortbildungskultur zu entwickeln, die anschlussfähig an die Professionalitätsdebatten des
Lehrpersonals ist und die Wechselbeziehungen zwischen Prüfungsformaten und den fachdidaktischen
Lehr-Lernsettings der beruflichen Bildung berücksichtigt" (ebd.).

Die Berücksichtigung solcher Professionalisierungsstrategien erscheint aus zwei Aspekten heraus be-
deutsam zu sein. Zum einem braucht es eine Trans-
formation der Plastikwörter in ein stimmiges und
nachvollziehbares Verständnis von Kompetenz und
Kompetenzentwicklung als eine gemeinsam geteilte
Anschauung darüber, welche Handlungen und Veränderungen möglich und notwendig sind (vgl. Pörksen 1992, S. 33). Zum anderen stellt sich die didaktische Modellierung von Kompetenzen in Unterricht,
Ausbildung und Prüfungen als anspruchsvolle Aufgabe dar.

Schmidt et al. (2015) stellen in ihrem Beitrag verschiedene Transformationswerkzeuge zur kompetenzbezogenen Ausdifferenzierung curricularer Vorgaben dar. Diese erscheinen derart komplex, dass ohne eine eigenständige Einweisung des Ausbildungs- und Lehrpersonals in die Anwendung dieser Transformationswerkzeuge kaum handlungsorientierte Lern- und Prüfungsaufgaben zu entwickeln sind.

2 Konsequenzen für die Curriculare Arbeit: Das Haus des Curriculums

Bei aller Komplexität benötigt die Curriculumsentwicklung in den Berufsfachschulen einen Anfang. Der Schlachtruf „Curriculumsentwicklung ist bzw. braucht Schulentwicklung" (vgl. Prescher 2019) liegt dabei nahe. Verständtlich ist jedoch auch, dass bei allen anstehenden Aufgaben und dem chronischen Personalmangel in den Berufsfachschulen dieses Thema behutsam und aus systemischer Perspektive stimmig angegangen werden muss. Die curriculare Arbeit als Projekt und dieses Projekt als Teil der Schulentwicklung zu verstehen erscheint dabei als ausreichend. Weitergehende Anliegen dieses Vorhaben mit einer Veränderung oder Weiterentwicklung der Lernkultur zu versehen mögen beherzt und gut gemeint sein, überfordern aber leider schnell die Akteure.

In den Workshops, die gegenwärtig durch die Autoren mit Schulen zum Thema durchgeführt werden, stellt sich der folgende Einstieg als Gelungen dar, weil der Blick auf das Ganze gelenkt wird und gleichzeitig sichtbar wird, was konkret getan werden kann: Curriculumsentwicklung wird zum Projekt und als Projekt zum Teil der Schulentwicklung mit einem klar definierbaren Ziel.

Zwei Teilnehmer aus der Gruppe dürfen sich hinter einer Moderationswand das „Haus des Curriculums" (vgl. Abbildung 1) anschauen, ohne es zu berühren. Sie repräsentieren die Schulleitung oder die Curriculumsbeauftragten. Sie erhalten folgende Aufgabe:

Aufgabe: Sie finden hinter der Moderationswand ihr Schulcurriculum. Sie haben max. 5 Minuten das Curriculum zu betrachten und sich einzuprägen. Ihre Aufgabe ist es, nach diesen 5 Minuten den anderen TeilnehmerInnen zu erklären, was Sie gesehen haben und ihnen mitzuteilen, was Sie tun sollen, um das Curriculum nachzubauen.

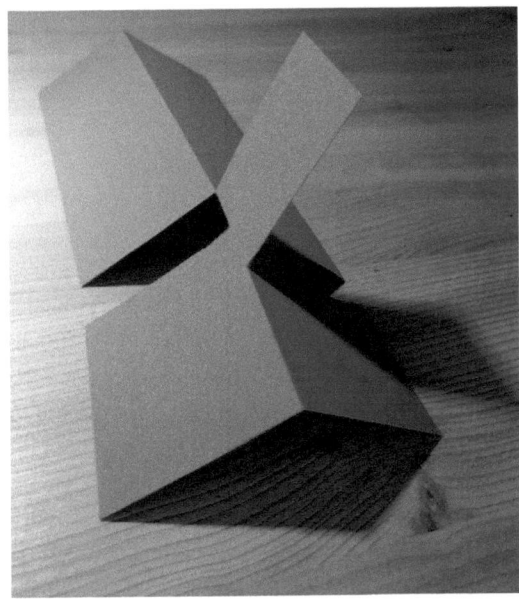

Abb. 1: Hinter einer Moderationswand steht das Haus des Curriculums

Das Ergebnis ist verblüffend. Die meisten Teilnehme-rInnen wissen nicht nur nicht, was sie da sehen. Sie haben auch keine Vorstellung wie der Weg dort hin sein kann. Dem Kollegium dann zu erklären, was es mit einer Moderationskarte und Schere tun soll, um das Haus nachzubauen ist schier unmöglich.

Die Auswertung der Übung und der Übertrag auf die jetztige anstehende Aufgabe, ein Curriculum für die generalistische Pflegeausbildung zu entwickeln, mündet in verschiedene Erkenntnisse:

- Das Kollegium hat keine gemeinsame Vorstellung, was das Ergebnis des Schulcurriculums sein soll und wie der Weg dahin aussehen kann. Dies schließt ein gemeinsames Verständnis, was die Generalistik ist ein. Es bringt nichts, Äpfel – wie es jetzt ist – mit Birnen – wie es sein wird – zu vergleichen. Dies bedeutet nur ein fortwährender Übertrag des Alten auf das Neue und damit ein Verharren im bisherigen. Die LehrerInnen in verschiedenen Workshops sprechen immer wieder davon, dass es darum geht das alte loszulassen und die Generalistik als ein neues Berufsbild anzuerkennen. Es ist ein neuer Beruf und nicht ein Beruf, der die alten drei Ausbildungsrichtungen kombiniert.

- Deutlich wird in der Erklärung zum „Haus des Curriculums" auch, dass zu viele Details verwirren und dass ein fehlender sprachlicher Konsens das Verständnis erschwert (z.B. Beschreibung des Dachs als Satteldach oder Pultdach). Schauen sich die Teilnehmer dann das Ergebnis an und entwickeln gemeinsam ein Bild vom Ziel, so werden auch immer wieder Stimmen laut, die sagen, dass Ganze sollte nicht „Haus des Curriculums" heißen, sondern besser „Dach des Curriculums". Was immer passend sein mag, wichtig ist, dass ein Kollegium ein gemeinsames Verständnis entwickelt.

- Die Beschreibung, was am Ende das Ergebnis sein soll, wird als wertvoll empfunden. Wichtiger ist aber noch, dass die Verantwortlichen eine Vorstellung über den Weg zum Ergebnis haben und genaue Schritte formulieren. Es braucht eine gute Abstimmung, Begleitung und Koordination. Selbst das Haus in die Hand zu nehmen, aus verschiedenen Perspektiven zu schauen und den Nachbau auszuprobieren, Erfolge und Misserfolge zu reflektieren, wird als wertvoll empfunden. Aus Sicht eines Prozessbegleiters sogar als notwendig erachtet. Dieses Haus stellt eine derart komplexe Aufgabenstellung dar, dass selbst mit anfassen und ausprobieren Gruppen nicht auf die Lösung kommen. Scheinbar haben sie die nötigen Informationen, ein klares Zielbild, jeden erdenklichen Handlungsfreiraum und doch kommen sie nicht auf die Lösung. Eine Situation, die für das Formulieren curricularer Bausteine identisch ist.

- Für die curriculare Arbeit wird auch deutlich, dass es wichtig ist, gemeinsam eine Struktur zu finden, bei der das Ganze gesehen wird, die Zusammenhänge berücksichtigt werden und dass der Weg zum Ziel ein „lückenloser" Weg ist. Fehlt ein Schritt oder fehlen an einer Stelle Informationen, so kann kein Curriculum für eine dreijährige Ausbildung entwickelt werden, das systematisch und kohärent ist.

Im Folgenden soll als Kern des Bandes der Fokus auf das gemeinsame Zielbild gelenkt werden. Damit verbindet sich die Frage danach, wie ein Curriculum für eine generalistische Ausbildung aussehen kann. Wie in der Übung, wird dabei schnell deutlich, wie wichtig ein gemeinsamer Entwurf des Zielbildes bereits am Anfang ist.

Die AutorInnen des Bandes stehen als LehrerInnen und SchulleiterInnen in Berufsfachschulen für Alten-, Kranken- und Kinderkrankenpflege selbst vor der Frage, wie in ihren Schulen ein Curriculum gestaltet werden kann. Sie wagen stellvertretend für ihr Kollegium und die LeserInnen des Bandes den Blick hinter die Moderationswand. Als Teil eines Netzwerkes haben sie sich auf den Weg gemacht, die verschiedenen bestehenden Häuser des Curriculums – d.h. Modellversuche und Konzepte zur generalistischen Pflegeausbildung zu sichten.

Sie haben sich, inspiriert durch die Vorarbeit von Hanekamp (2019), zwei bis drei Konzepte zur Hand genommen und sie nach dem A-B-F-Schema (vgl. Abbildung 2) bearbeitet.

- A Ansprechen: Dies umfasst das deskriptive Darstellen des Beispiels hinsichtlich Struktur, Aufbau, Grundannahmen usw.

- B Beurteilen: Die zugrundegelegten Modelle wurden dann aus Sicht der Bildungspraxis und den konkreten Rahmenbedingungen vor Ort nach Vor- und Nachteilen, positiven und negativen Gesichtspunkten beurteilt.

- F Folgern: Aus den Schritten A und B konnte dann eine begründete Entscheidung formuliert werden, indem die einzelnen Aspekte abgewogen wurden und ein Aufbau für das schulinterne Curriculum exemplarisch abgeleitet wurde. Dies wird dann jeweils an Hand eines konkreten curricularen Bausteins dargestellt.

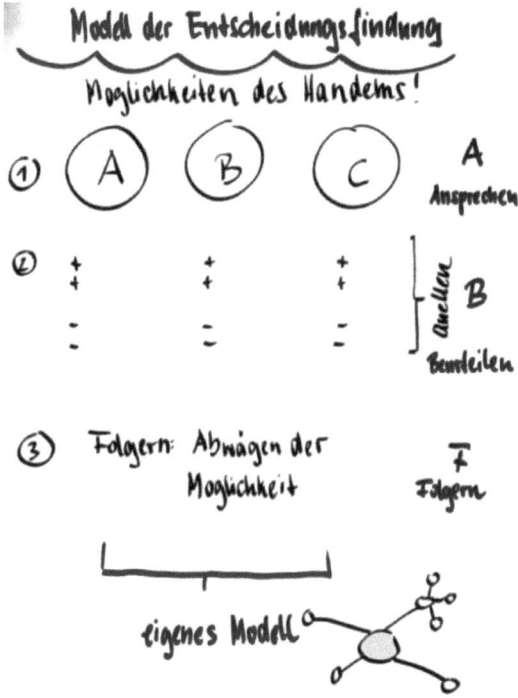

Abb. 2: Analysemodell für ein schulspezifisches Haus des Curriculums (Abbildung aus einer Workshopdokumentation)

Im Ergebnis entsteht daraus ein praxisorientierter Ansatz der Curriculumsentwicklung. Dieser trägt insbesondere der Situation Rechnung, dass ab 2020 die generalistische Pflegeausbildung umgesetzt werden soll, aber sowohl die Bundesvorgaben und die Umsetzung auf Landesebene noch ausstehen. Den Schulen ist es so möglich, sich an das Thema durch die Sichtung der Modellversuche anzunähern (Schritt 1), ein Schulcurriculum nach einer Modulstruktur zu entwickeln (Schriftt 2) und die Module als curriculare Bausteine passend zum Kollegium zu formulieren und später mit dem Lehrplan abzustimmen bzw. Inhalte zuzuordnen.

Für das Land Bayern steht bei vielen Berufsfachschulen der ISB Modellversuch für eine generalistische Pflegeausbildung als zentraler Bezugspunkt „fest".

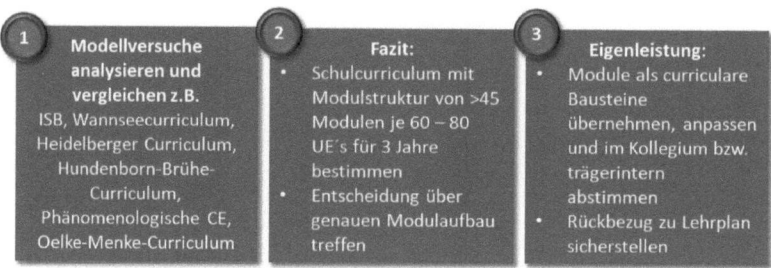

Abb. 3: Drei Schritte zum eigenen Schulcurriculum

Aus den bisherigen Workshops und der AG Curriculumsentwicklung von Diakoneo können für dieses Vorgehen folgende Aspekte benannt werden, die eine Umsetzbarkeit und praxisnahe Bearbeitbarkeit ermöglichen:

1. Ein Curriculum ist keine Unterrichtsplanung. Es sollte daher nicht zu detailliert sein und im Sinne eines offenen Curriculums die Handlungsfreiheit der LehrerInnen wahren. Einen methodischen Anhang als möglicher Unterrichtsreihenverlauf wie im Beitrag von Claudia Reimer oder eine konkrete

Fallbeschreibung für ein fall- und situationsorientiertes Lernen wie im Beitrag von Lisa Schöpf und Christina Schmidt mögen ambitioniert und wünschenswert sein. In der praktischen Umsetzung stellt sich dieses Vorgehen jedoch als sehr aufwendig dar und birgt im Kollegium auch ein gewisses Konfliktpotential, da solche methodischen Vorgaben eventuell als übergriffig empfunden werden.

2. In der Modulbeschreibung sollten Richtziele formuliert werden. Da in den Modulen häufig mit Themen(-listen) gearbeitet wird, sollte auf dieser Ebene eine Richtzielformulierung stattfinden. Dies entspricht der Ebene der Unterrichtsreihenplanung. Feinziele sollten dagegen nicht Gegenstand eines Curriculums sein, da dies die Perspektive der Unterrichtsplanung einer einzelnen Unterrichtseinheit ist und in den Händen der jeweiligen Lehrkraft liegen sollte.

3. In jedem Fall sollten die Ziele spezifisch sein und eindeutig den Themen zugeordnet werden. Wahllose Ziellisten, die scheinbar frei assoziativ zusammengetragen wurden helfen nicht weiter. Idealer Weise lassen sich innerhalb eines Moduls Themenblöcke (z.B. als Unterrichtsreihe) bilden, denen Inhalte zugeordnet werden. Diesen Themenblöcken und Inhalten können dann sogenannte Lehrplannummern zugeordnet werden z.B. M3-1 (Modul 3, Thema 1). Im Bereich der Kompetenzziele können dann passend die Zielformulierungen als Grobziele dem Thema zugeordnet werden.

4. Bei der Curriculumsentwicklung braucht es eine gewisse Disziplin in der Führung von Übersichtstabellen. Dies kann als Matrixansatz verstanden werden, in dem verschiedene Dimensionen in Beziehung gesetzt werden:

- Stunden Lehrplan mit den Stunden in den Modulen

- Leistungsnachweise

- Richt- und Grobziele zu Themen und Modulen

- Einsatzgebiete für den generalistischen Grundgedanken

- Zuordnung gehobener Dienst und höherer Dienst

5. Ein Modul als curricularer Baustein sollte kurz, knapp und fasslich sein. Ausufernde mehrseitige Darstellungen mit unendlichen Listen an Themen und Zielen stiften mehr Verwirrung, als sie die Lehrkräfte unterstützen. Eine Reduktion auf ein bis drei Seiten ist hilfreich. Die Beachtung von Gestaltungsmerkmalen mit einer schlüssigen Formatierung unterstützt den Zugang zum Modul.

Eva Baborowsky und *Anna Kamm* stellen in ihrem Beitrag die beiden Modelle des Heidelberger Curriculums und des ISB-Schulversuches vor und vergleichend gegenüber. Dazu werden insbesondere die Aspekte eines kompetenzorientierten Zugangs im Ge-

gensatz zum klassischen Fächerkanon aufgegriffen. Der jeweilige Aufbau der Module wird differenziert beschrieben. Das exemplarische Moment einer Lernsituation für die generalistische Pflegeausbildung wird herausgestellt. Der Vergleich beider Modelle erfolgt anhand der sechs Kriterien

- Pädgogisches Grundverständnis,

- Struktureller Aufbau,

- Praxisbezug,

- Offenheit des Curriculums,

- Evaluation und

- Übertragbarkeit.

Dieser Vergleich führt in die Ausarbeitung eines Strukturbausteines „Leben mit Behinderung".

Christina Schmidt und *Lisa Schöpf* stellen den Vergleich von drei Modellversuchen der generalistischen Pflegeausbilung dar. Sie beziehen sich auf das Hundenborn-Brühe-Curriculum, das Wannsee-Curriculum und den ISB-Schulversuch. Im Beitrag wird die Rolle des pädagogischen und pflegerischen Leitbildes als wesentliches Bestimmungsstück der curricularen Arbeit herausgearbeitet. Dies spiegelt sich in der Berücksichtigung einer konkreten Fallsituation als Teil eines curricularen Bausteins zum Pflegeprozess wider. Darin werden die Handlungs-, Wissenschafts-,

Realitäts- und Situationsorientierung als didaktische Prinzipien umgesetzt.

Claudia Reimer stellt unterschiedliche berufspädagogische Einzelfaktoren auf der Makro-, Mese- und Mikroebene zur Curriculumsentwicklung dar. Curriculumsentwicklung wird dabei als ein gemeinsamer Problemlösungs- und Entwicklungsprozess entwickelt. Im Fokus steht dafür die Kompetenzorientierung sowohl im Planungs- als auch im Durchführungshandeln der Pflegeausbildung. Dies führt in der Konsequenz dazu eine kompetenzorientierte Unterrichtsplanung mit konkreten Methoden als Teil eines curricularen Baussteins auszuarbeiten.

Im Beitrag werden dafür die drei Modellversuche aus unterschiedlichen Bundesländern analysiert: das Hundenborn-Brühe-Curriculum, der ISB-Schulversuch und das Heidelberger-Curriculum. Im Ergebnis wird ein curricularer Baustein „chronischer Schmerz am Beispiel onkologischer Patient" mit einer Unterrichtsreihenplanung nach dem Konzept problembasierten Lernens entwickelt.

Waltraud Bergmaier konzentriert sich in ihrer Darstellung auf den Ansatz der didaktischen Jahresplanung des ISB in Bayern. Im Fokus steht dabei die Bedeutung der vollständigen Handlung. Am Ende wird ein curricularer Baustein entwickelt, der der didaktischen Jahresplanung mit dem Beispiel „Menschen mit

chronischen Wunden situationsbezogen und individuell pflegen und beraten" folgt.

Die vorgestellten Beiträge sollen verschiedene Zu-
gänge zur Entwicklung eines eigenen Schulcurriculums darstellen. Allen gemein ist, dass sie einer mo-
dularen Struktur folgen. Als Fazit lässt sich ziehen,
dass die AutorInnen im Band zu dem Schluss kommen, dass ein eigenes Schulcurriculum eine wichtige
Schnittstelle für einen komptenzorientierten Unterricht ist. Es soll den Lehrkräften eine Orientierung
geben. Dabei wird jedoch betont, dies nicht als Dog-
ma zu verstehen, sondern dass explizit in der Umsetzung beachtet werden sollte, die individuelle Freiheit
der Unterrichtsplanung und -durchführung zu wahren.

Literatur

Akademie Klinikum München (2012): Lernbegleitbuch für Schü-
ler/innen. Abgerufen von http://www.akademie-klinikum-
muenchen.de/fileadmin/Internet-Dateien/PDF_LBB_2012.pdf
am17.10.2015.

Darmann-Finck, I. (2010): Eckpunkte einer interaktionistischen Pflegedidaktik. In R. Ertl-Schmuck & F. Fichtmüller (Hrsg.), Theorien und Modelle der Pflegedidaktik. Weinheim: Juventa, S. 13 – 54.

Hanekamp, M. (2019): Zukunftsorientierte Curriculumsentwicklung für
die Generalistische Pflegeausbildung: eine vergleichende Analyse
verschiedener Curriculum Modelle zur Gestaltung kompetenzorientierten Unterrichts am Beispiel der Diakonie Neuendet-
telsau. Unveröffentlichte Masterarbeit an der TU Kaiserslautern, Dis-
tance and Independent Studies Center (DISC).

Hundenborn, G. & Brühe, R. (2005). Curriculum für den Modellversuch
„Erprobung einer Ausbildung in der Alten-, Kranken- und Kinderkran-

kenpflege mit generalistischer Ausrichtung". Abgerufen von http://www.dip.de/fileadmin/data/pdf/projekte/Curriculum_paderb orn.pdf am 19.11.2015.

Klafki, W. (1996). Neue Studien zur Bildungstheorie und Didaktik. Zeitgemäße Allgemeinbildung und kritisch-konstruktive Didaktik. Weinheim/Basel: Beltz.

Kremer, H.-H., Stöhr, M., Schneider, K., Barkmann, E. & Depping, D. (2005). Themenbereiche und Lernfelder im Pflegeunterricht. München: Elsevier, Urban & Fischer.

Pörksen, U. (1992). Plastikwörter. Die Sprache einer internationalen Diktatur. Stuttgart: Klett-Cotta.

Prescher, T. (2018): Wider den „Methodenwahn": Lernkulturentwicklung als Voraussetzung einer konsistenten Curriculumsentwicklung. In: Pädagogik der Gesundheitsberufe. H. 3, S. 205 – 213.

Schmidt, F., Repp, S. & Müller, H.-J. (2015). Prüfungsdidaktische Modellierung zur Kompetenzerfassung bei der Bearbeitung von CFK-Verbundwerkstoffen. bwp@ Spezial 8: BAG ElektroMetall – 24. Fachtagung: Arbeitsprozesse, Lernwege und berufliche Neuordnung. Abgerufen von www.bwpat.de/spezial8/schmidt_etal_bag-elektrometall-2015.pdf am 12.05.2015.

Walter, A. (2008). Neues Lernen in der Pflege. Heilberufe, H. 3/2008, S. 55 – 57.

Walter, B., Grunau, J. & Unger, A. (2011). Zur Qualitätsdebatte: berufspädagogischer und ordnungspolitischer Hintergrund. In T. Bals, J. Grunau & A. Unger (Hrsg.), Qualitätsentwicklung an Schulen des Gesundheitswesens: eine theoretische und praktische Handreichung (S. 9-26). Paderborn: Eusl-Verl.-Ges.

Walter, A. (2015). Der phänomenologische Zugang zu authentischen Handlungssituationen – ein Beitrag zur empirischen Fundierung von Curriculumentwicklungen. bwp@ Spezial 10: Berufsbildungsforschung im Gesundheitsbereich. Abgerufen von http://www.bwpat.de/spezial10/walter_gesundheitsbereich-2015.pdf am 22.11.2015

Winther, E., Klotz, V. K. & Sangmeister, J. (2015). Kompetenzorientiertes Prüfen in der kaufmännischen Berufsbildung. Abgerufen von http://www.die-bonn.de/doks/2015-kompetenzentwicklung-01.pdf am 19.11.2015

Eva Baborowsky und Anna Kamm

Curriculumsentwicklung: Strukturmomente eines curricularen Bausteins am Beispiel „Leben mit Behinderung"

1 Einleitung

Mit dem Gesetz zur Reform der Pflegeberufe wurde im Juli 2017 der Grundstein für eine Neugestaltung der drei Ausbildungen Gesundheits- und Krankenpflege, Gesundheits- und Kinderkrankenpflege und der Altenpflege gelegt (vgl. Bundesgesetzblatt, 2017). Damit werden die drei bisher getrennten Ausbildungen in einen gemeinsamen Pflegeberuf, mit dem Ausbildungsbeginn im Jahr 2020, in einem generalistischen Berufsprofil zusammengelegt. Examinierte Pflegekräfte mit der Berufsbezeichnung Pflegefachfrau/-mann können dann in allen Bereichen der Pflege arbeiten. Ziele für diese zukunftsweisende Umstrukturierung sind

- mehr berufliche Flexibilität durch vielfältige Einsatzmöglichkeiten in den verschiedenen Fachgebieten der Pflege,

- eine Steigerung der Attraktivität des Pflegeberufes,

- ein Entgegenwirken dem Fachkräftemangel sowie

- eine Steigerung der Qualität von Pflege und Pflegebildung (vgl. Bundesministerium für Gesundheit, 2019).

Diese Neuregelung macht neben zahlreichen organisatorischen Aufgaben auf den verschiedenen Ebenen der pflegerischen Berufsbildung auch eine Neugestaltung der jeweiligen Curricula erforderlich. Aus der Annahme, dass Curricula pädagogisches Gestalten und den berufspolitischen und empirischen Lehr-Lernprozess verbinden, ergibt sich einerseits die große Chance für die Neuentwicklung durch die Lehrenden selbst und damit eine Möglichkeit der Emanzipation durch die pädagogische Ausgestaltung eines politischen Planungsinstrumentes. (vgl. Ertl-Schmuck, 2013, S. 10). Andererseits ergibt sich aus dieser Annahme auch ein erheblicher Anspruch in Bezug auf die Planung und Ausgestaltung von Lernen, da Lehr- und Lernprozesse - jedenfalls unter einer systemtheoretischen Betrachtungsweise - emergent[1] und individuell sind und damit einen sehr engen Spielraum für Planbarkeit lassen.

Es ist demnach erforderlich sich bei der Ausgestaltung didaktischer Planungen vom Paradigma der Machbarkeit zu lösen und vielmehr die Voraussetzungen der gewünschten Lernprozesse zu ermögli-

---

[1] Begriff der Emergenz nach Luhmann 1987

chen und dem Lernen einen geeigneten Raum und die entsprechenden Rahmenbedingungen zu geben (vgl. Panke-Kochinke, 2011, S. 9). Es geht darum Unterrichtsweisen aufzuspüren, bei denen die Lehrenden weniger lehren und die Lernenden dennoch mehr lernen. Das bedeutet auf den heutigen beruflichen Kontext bezogen, dass die Aufgabe darin besteht, Lernräume so zu gestalten, dass sie die selbstgesteuerte Entwicklung beruflicher Handlungskompetenz ermöglichen (ebd. S. 8). Nach Arnold (2007, S. 16) ist dies eng mit einer systemischen Sicht auf das „Kompetenzproblem" verbunden und es gilt die Frage nach der Gestaltung von Lernräumen, in denen Subjekte ihre Kompetenzen, Qualifikationen und nicht zuletzt ihr biographisches Projekt selbst produktiv gestalten können zu beantworten, damit wahrhafter Lernfortschritt und vergnügtes Lernen möglich werden können.

Nach diesem Anliegen stellt sich die Frage, nach welchem Modell die Entwicklung eines Curriculums im Rahmen der Umstellung auf eine generalistische Pflegeausbildung gestaltet werden kann, sodass sie auf Akzeptanz aller Interaktionspartner stößt und gleichzeitig einem kompetenzorientierten Verständnis von Unterricht genügt.

Im vorliegenden Beitrag werden dazu zwei bestehende Curricula für die generalistische Pflegeausbildung beleuchtet, näher beschrieben und miteinander verglichen. Im Anschluss daran wird die Erarbeitung eines curricularen Bausteins anhand einer möglichen Struktur exemplarisch vorgestellt, um dann Konsequenzen für die praktische Umsetzung zu diskutieren.

In der Arbeit wurden zugunsten des Leseflusses möglichst geschlechtsneutrale Formulierungen verwendet oder für die Anrede die männliche Substantivform gewählt und durch Anhängen der Endung – Innen (Beispiel: SchülerInnen) weibliche Personen miteingeschlossen.

2 Modelle der Curriculumsentwicklung

Die Spannbreite von tradierten Konzepten bis hin zu curricularen Innovationen und Visionen ist sowohl quantitativ, als auch qualitativ in ihrer Konzeptionierung vielfältig (vgl. Lipsmeier, 2000, S. 54). Für die Krankenpflege bestehen bereits seit einigen Jahren, auf den verschiedenen Bildungsebenen Schule, Bundesland und Bund, Modellentwürfe zur Entwicklung eines generalistischen Curriculums.

2.1 Das Heidelberger Curriculum „Pflege generalistisch ausbilden"

Das Ausbildungskonzept der Heidelberger Schule für Gesundheits- und Krankenpflege richtete sich bereits seit den frühen Ideen um 1950 zu einer Vereinheitli-

chung der altersdifferenzierten Pflegeberufe generalistisch aus, was dann bei der Überarbeitung des Curriculums die Herausarbeitung dieses Aspektes erheb-
lich erleichterte. So konnte im Jahr 2005 der erste
Modellkurs einer generalistischen Ausbildung starten
und bis 2009 vielfach erprobt, evaluiert und weiterentwickelt und bis heute als Regelausbildung durchgeführt werden (vgl. Schmidt-Richter, 2012, S. 6).

Bei diesem Modell ist die Grundannahme besonders,
dass sich die Anforderungen, Menschen jeden Alters
in den unterschiedlichen Settings zu pflegen, mit dem
klassischen, lernzielorientierten Fächerkanon nicht
vermitteln lässt und sich die kompetenzorientierte
Vermittlung mit einem veränderten Berufsbildver-
ständnis besser über die Zusammenfassung der Lerninhalte in Form von Modulen realisieren lässt. Die
Fokussierung auf Exemplarität und Transferlernen
wird hier über selbstgesteuerte Lerneinheiten zur
Erreichung der erforderlichen Handlungskompetenz
ermöglicht (ebd. S. 12). Die Konzeption richtet sich
nach den Empfehlungen des ICN (International Coun-
cil of Nursing). Sie wurde bereits vielfach ausge-
zeichnet und die Verfasser haben sich bewusst für
eine Zugänglichkeit durch die Öffentlichkeit ent-
schieden, um den gegenwärtigen Veränderungen in
der Pflege zu begegnen und ein Modell für eine zu-
kunftsfähige Weiterentwicklung der Pflegeberufe zu
ermöglichen.

Das Modell zeichnet sich insbesondere durch eine hohe horizontale und vertikale Durchlässigkeit aus. Eine unveränderte Übernahme sollte dennoch nur schwer möglich sein, während die sukzessive Übernahme einzelner, in sich geschlossener Module, oder das Aufgreifen von Anregungen oder Anteilen in die eigene Unterrichtspraxis möglich ist, ja sogar explizit angeboten wird.

Zum Aufbau des Curriculums lässt sich besonders hervorheben, dass eingangs das Verständnis von Pflege - und im Besonderen von generalistischer Pflege - ausführlich dargelegt wird. Ebenso gehen die Autoren auf ihre pädagogische Grundausrichtung und deren Relevanz für die Konzeptionierung ein. Im Weiteren werden alle Module des Curriculums abgebildet und deren Möglichkeiten der Verwendung in Theorie und Praxis erklärt. Im Anhang findet sich eine ausführliche Erläuterung zum zugrundeliegenden Kompetenzverständnis, sowie verschiedenen Verweise auf die praktische Umsetzung im Unterricht, wie auch Übersichten zum Ausbildungsverlauf und zu den erforderlichen Leistungsnachweisen. (ebd. S. 14)

Der Aufbau der einzelnen Module, welche bereits im Hinblick auf eine mögliche Akademisierung als solche benannt wurden, richtet sich nach inhaltlichen Zusammenhängen der Themen der dreijährigen Pflegeausbildung. Während Schwerpunktsetzung und Umfang teilweise stark voneinander abweichen, folgt die Struktur eines jeden Moduls einem immer gleichen Aufbau der Strukturmomente:

In der **Modulbeschreibung** werden allgemeine Informationen zu beispielsweise Inhalten und Verortung im Curriculum gegeben.

Unter dem Punkt **Altersgruppenspezifische Aspekte** wird auf die Relevanz der Inhalte auf die verschiedenen Lebensalter der Zielgruppe eingegangen.

Die **Beziehung zu anderen Modulen** verweist auf den Zusammenhang der Themen über die Struktur der Module hinweg.

Die Tabelle **Themen Theorieunterricht** gibt einen Überblick über die zu vermittelnden Inhalte inklusive des entsprechenden Stundenumfangs sowie einem Verweis auf den Rahmenlehrplan und die vorgeschlagene Qualifikation der Dozenten.

Der Punkt **Praxisaufgaben** hebt die Notwendigkeit einer engen Zusammenarbeit von Theorie und Praxis hervor und führt Aufgaben an, mit der die Praxis untersucht und reflektiert werden soll.

Im **Lehr-/Lerndesign** werden in Form eines Vorschlags eine Methode sowie eine didaktische Grundausrichtung vorgegeben.

Anhand der im Anhang eingefügten Kriterien werden unter dem Punkt **Kompetenzen** explizit Lernziele formuliert, die im jeweiligen Modul erreicht werden sollen.

Unter **Ergebnissicherung** werden Art, Form und Umfang der Leistungsnachweise aufgeführt, die sich im Anhang nochmals als strukturierte Übersicht befinden.

Schlussendlich wird die Modulstruktur durch sowohl pädagogische, als auch inhaltliche **Literatur**hinweise ergänzt, die sich an Lehrende und Lernende richtet.

In der Veröffentlichung ist den 37 ausgearbeiteten Modulen eine Modulübersicht vorangestellt, welche die Ausbildung in drei Phasen gliedert, die in etwa der Strukturierung, der drei Ausbildungsjahre entspricht (vgl. Schmidt-Richter, 2012, S. 28ff.).

Im Anschluss an die Module umfasst das Heidelberger Currriculum auch eine ausführliche Ergänzung zu Evaluation und Ausblick. Die Evaluation wurde in der Modellphase nach wissenschaftlichen Aspekten systematisch und datenbasiert durchgeführt. Ziel war es, die Qualität des Curriculums hinsichtlich der eingangs beschriebenen Intentionen und Merkmale aus Sicht der Verantwortlichen für den Ausbildungsgang, der Lehrenden und der Lernenden, zu erheben. Zusammenfassend konnten eine positive Würdigung des Curriculums sowie das Erreichen der gesteckten Ziele verwirklicht werden. Als wesentliches Element wurde die enge Verzahnung von Theorie und Praxis hervorgehoben. Auch dem großen Maß an Eigenverantwortlichkeit durch die Schüler selbst wurde ein hoher Stellenwert zugewiesen. (ebd. S. 140ff.)

2.2 Konzept zum Schulversuch Generalistische Pflegeausbildung des ISB

Das Konzept zum Schulversuch Generalistische Pflegeausbildung (im Weiteren ISB-Schulversuch) beruht auf den verschiedenen, in Bayern durchgeführten Schulversuchen, mit jeweils eigens erarbeiteten Curricula, im Rahmen der Experimentierklausel der Berufsgesetzte (APflG§4, Abs. 6; KrPflG§4, Abs. 6) der letzten Jahre. So lautete die Empfehlung bereits 2009 eine integrierte Pflegeausbildung mit generalistischer Ausrichtung anzustreben, die dem Lernort Praxis ein höheres Maß an Verantwortung zuschreibt und als Ankündigung einer Gesetzesinitiative im Koalitionsvertrag aufgenommen wurde. Zur Fortführung und Bündelung der erprobten Ansätze wurde das vorliegende Konzept vom Bayrischen Staatsministerium für Unterricht und Kultus zur Teilnahme am Schulversuch vorgelegt (vgl. Bayrisches Staatsministerium für Unterricht und Kultus, 2012, S. 3).

Bei der Struktur des Konzeptes findet sich im allgemeinen Teil eine kurze Erklärung über das zugrundeliegende Pflegeverständnis und die Grundlagen zur Konzeption. Beim Pflegeverständnis beschreiben die Autoren professionelle Pflege als Dienstleistung mit den allgemeinen Zielen aus dem Pflegeberufegesetz

und der Notwendigkeit von kontinuierlicher Fort-
und Weiterbildung mit pflege- und bezugswissen-
schaftlichen Erkenntnissinteresse. (ebd. S. 4) Die
Konzeption des Schulversuches erfolgt nach dem
Lernfeldverständnis. Dessen Entwicklung erschließt
sich aus einer systematischen Berufsfeldanalyse, um
handlungs- und kompetenzorientierten Unterricht
möglichst nah an der beruflichen Wirklichkeit der
Praxis zu gestalten. Hieraus leiteten sich im Folgenden handelnde Personen, Settings, Pflegephänomene,
-anlässe und Erkrankungen sowie pflegerische Handlungen und Aufgaben ab, aus denen dann die Zusammenstellung der Lernfelder erfolgte.

Die Anordnung der 25 Lernfelder ermöglicht eine
schrittweise Entwicklung von beruflicher Handlungskompetenz und wurde durch eine explizite Zuordnung von Zielen und Inhalten vervollständigt. So
bildet sich ein inhaltlicher und zeitlicher Zusammenhang, der die Generierung von konkreten beruflichen
Handlungssituationen ermöglicht. Das Konzept dient
somit als Planungsgrundlage und legt die Entwicklung der Lernsituationen aus den Lernfeldern in die
Hände der spezifischen Lehrteams der jeweiligen
Schule. (ebd. S. 6)

Im Weiteren folgt im Konzept eine Erläuterung zur
generalistisch angelegten Ausbildungsstruktur und
zur Relation von Lernfeldern und Fachwissenschaf-

ten/ Fächerstruktur sowie zur Anordnung der Lernfelder. Die Auflistung der Inhalte erfolgt tabellarisch anhand einer Untergliederung nach der Fächerstruktur und stellt gleichzeitig die Grundlage zur Entwicklung von Leistungsnachweisen im Rahmen des Unterrichtsverlaufes und im Rahmen der schriftlichen Abschlussprüfung dar.

Der Aufbau umfassender Handlungskompetenz über die Systematik der Lernfelder hinweg, wird hier anhand von sogenannten Verbindungslinien dargestellt, die im Anhang zum Konzept in tabellarischer Form eingefügt sind. Neben den Vorgaben zur theoretischen Ausbildung sind im Konzept auch konkrete Angaben zur Umsetzung der praktischen Ausbildung, wie etwa Stundentafel, Einsatzbereiche, Empfehlungen zur Praxisanleitung und -begleitung eingefügt. Darüber hinaus finden sich Ausführungen zur staatlichen Abschlussprüfung sowie Empfehlungen zur Ausbildungsorganisation, wie beispielsweise der Sicherstellung von Kooperationen und den Anforderungen an die Qualifikation der Lehrkräfte (vgl. Bayrisches Staatsministerium für Unterricht und Kultus, 2012, S. 6ff).

Nach einem Überblick über die Lernfelder, der auch den Stundenumfang mit dem jeweiligen Differenzierungsanteil abbildet, folgt als Kernteil die Abbildung der entsprechenden Lernfelder, gegliedert nach den drei Ausbildungsjahren. Die Struktur eines jeden Lernfeldes zeigt den gleichen Aufbau:

Die **Lernfeldbezeichnung** erfolgt durch eine fortlaufende Nummerierung und beinhaltet neben Stundenumfang und Differenzierungsanteil auch eine genauere Benennung des übergeordneten Themas.

Die **Hinweise zur Rahmung möglicher Lernsituationen** schließen Zielgruppe und Setting ein. Hier wechseln sich Lernfelder, welche die Pflegesituationen von Menschen aller Altersgruppen thematisieren und Lernfelder, die sich auf exemplarische Altersgruppen beziehen ab, um das generalistisch ausgerichtete Pflegeverständnis zu betonen. Das Curriculum richtet sich weder an bestimmte Organisationsformen noch an spezifische Personengruppen bzw. Generationen, sondern soll die Generierung von exemplarischen Lernsituationen ermöglichen.

Bei den Ausführungen zur **Zielformulierung** fällt auf, dass sich die Darstellung in folgenden Dreischritt gliedert: Kenntnisse und Fertigkeiten im Lernfeld, Fähigkeiten zum individuellen Fallverstehen und kritisch-konstruktive Reflexion der Herausforderungen des beruflichen Alltags. Die übergeordneten Lernziele umschreiben Kompetenzen, die berufliches Handeln ermöglichen. Die einzelnen Kompetenzen sind jedoch nicht in Form einer Unterteilung zugewiesen, sondern in einem kurzen Fließtext ausformuliert.

Die **Inhalte** werden anhand des Fächerkanons in tabellarischer Form aufgelistet, sodass hervorgeht, welche Fächer an der Verwirklichung der Lernziele teilhaben müssen. Die Fächersystematik umfasst die acht Fächer Pflege und Pflegewissenschaft, Berufskunde, Medizinisch- und Naturwissenschaftliche Grundlagen, Sozial- und -Geisteswissenschaftliche Grundlagen, Lebensgestaltung, Deutsch und Kommunikation, Grundlagen aus Recht, Wirtschaft und Verwaltung sowie Sozialkunde.

2.3 Beurteilung der Modelle im Vergleich

Bei der Beurteilung der beiden beschriebenen Modelle muss anfangs betont werden, dass es sich um Modelle handelt, die unter unterschiedlichen Bedingungen, in einem unterschiedlichen Kontext entwickelt wurden und nicht zuletzt durch die gesetzlichen Vorgaben der beiden Bundesländer gewisse Unterschiede aufweisen. Dennoch können sie hinsichtlich ihrer strukturellen Merkmale miteinander verglichen werden, um daraus Möglichkeiten für die Gestaltung eines entsprechenden curricularen Bausteines abzuleiten. Zum Vergleich wurden die sechs Kriterien

- pädagogisches Grundverständnis,

- struktureller Aufbau,

- Praxisbezug,

- Offenheit des Curriculums,

- Evaluation und

- Übertragbarkeit

hinzugezogen, die sich bei der näheren Betrachtung der Modelle ergeben haben.

Bei den Grundannahmen zum pädagogischen Grundverständnis fällt auf, dass die Ausführungen beim Heidelberger Modell deutlich umfangreicher beschrieben sind. Während hier insbesondere auch auf das Verständnis von Pflege und generalistischer Pflege und deren Relevanz für die Konzeptionierung sowie auch auf pflegedidaktische Modelle Bezug genommen wird, beschränken sich die Autoren des ISB-Schulversuchs auf eine kurze Erklärung zum Pflegeverständnis sowie dessen Relevanz für die Lernfeldgestaltung.

Der strukturelle Aufbau gestaltet sich beim ISB-Schulversuch kurz und übersichtlich. Er beschränkt sich auf wenige Strukturmomente in tabellarischer Form und verzichtet auf nähere Ausführungen. Im Vorfeld werden dazu Vorschläge gegeben, wie sich die Arbeit für die Pädagogen vom vorgegebenen Lernfeld zur Lernsituation gestalten kann. Die Struktur beim Heidelberger Modell hingegen zeichnet sich durch eine Kombination von Beschreibungen und Übersichten in tabellarischer Form mit einer Vielzahl von verschiedenen Strukturmomenten aus. Die einzelne Lehrperson kann hier direkt aus dem Modul die konkrete Unterrichts(-reihen)planung generieren.

Auch beim Praxisbezug zeigt sich beim Heidelberger Modell eine große Ausführlichkeit, indem mit Stundenmaß, Zuweisung der Lehrkraft, Lernfeldzuordnung und Themenbeispielen Praxisaufträge formuliert werden, die die SchülerInnen in der Praxis bearbeiten und dann in der Klasse präsentieren. Beim ISB-Schulversuch obliegt die Entwicklung von Praxisaufträgen der unterrichtenden Lehrkraft. Eine Empfehlung zur Gestaltung der Erkundungs- sowie Anwendungs-, Vertiefungs- und Reflexionsaufträge und zum Umfang der Praxisanleitung und -begleitung ist den Lernfeldern als kurze Erläuterung vorangestellt.

Bezogen auf die Offenheit des Curriculums gestaltet sich das Heidelberger Modell durch den großen Umfang von Vorgaben bis hin zur Methodik (Lehr-/Lerndesign), der konkreten, kompetenzbezogenen Ausformulierung von Lernzielen und der Angabe von Literatur sehr geschlossen. Den unterrichtenden Lehrkräften bleibt hier wenig Freiraum bei der individuellen Gestaltung. Beim ISB-Schulversuch hingegen handelt es sich um ein sehr offenes Curriculum, das abgesehen von einer Zuordnung von Unterrichtsinhalten, große Spielräume bei der Gestaltung von Lern- und Unterrichtssituationen lässt und sich auf die Formulierung von übergeordneten Handlungszielen beschränkt.

Beim Heidelberger Modell handelt es sich um ein vielfach evaluiertes und ständig weiterentwickeltes Modell, bei dem die Methoden, Auswertung und Ergebnisse sowie deren Bedeutung für die Weiterentwicklung durch die Autoren transparent und ausführlich beschrieben werden. Da es sich beim ISB-Schulversuch um eine Fortschreibung verschiedener Ansätze und eine Zusammenführung verschiedener Konzepte handelt, ist wohl davon auszugehen, dass dies im weitesten Sinne als eine Art der Evaluation stattgefunden hat. Im Eingangstext wird auch auf einen Schlussbericht der wissenschaftlichen Begleitung hingewiesen. Von einer konkreten Beschreibung des Vorgehens, der Methodik und der geplanten Weiterentwicklung wird aber abgesehen, ebenso von Aussagen zur Langfristigkeit oder der geplanten Weiterentwicklung des Modells.

	Heidelberger Curriculum	ISB Schulversuch
Def. pädagogisches Grundverständnis	ausführliche Erläuterungen	knappe Grundannahmen
Struktureller Aufbau	komplex, umfangreiche, viele Strukturmomente	kurz, tabellarisch, übersichtlich, wenige Strukturmomente
Praxisbezug	Grundlegende Empfehlungen zur prakt. Ausbildung	Praxisaufträge mit konkreten Themenvorschlägen innerhalb der Module
Offenheit des C.	geschlossen	offen
Evaluation	Umfassende Darstellung von Methode, Auswertung, Ergebnisse und Perspektiven	keine Angaben

Abb. 1: Vergleich der beiden Modelle im Überblick (eigene Darstellung).

Je nach Intention der Schule bieten die beiden Modelle mehr oder weniger gute Möglichkeiten der Übertragbarkeit auf die eigene curriculare Entwicklungsarbeit. Gleichen die institutionellen und gesetzlichen Rahmenbedingungen denen der Akademie für Gesundheitsberufe Heidelberg in Baden-Württemberg und besteht die Intention darin, im Rahmen einer engen curricularen Vorgabe komplette Module zu übernehmen, eignet sich das Heidelberger Modell sicher gut. Geht es eher um eine Sammlung von Ideen für die eigene Ausgestaltung von Lernsituationen oder Modulen und eine Zuteilung und Strukturierung von Inhalten, eignet sich eher der ISB-Schulversuch. Grundsätzlich lässt sich sagen, dass die vorgestellten Modelle sowohl wissenschaftlich fundiert, als auch gut strukturiert und umfangreich abgebildet sind. Beide weisen je nach Intention des Lesers unterschiedliche Schwächen und Stärken auf. Für die eigene Entwicklungsarbeit eignet es sich wohl am ehesten, eine Kombination aus beiden zu konstruieren. Eine beispielhafte Ausarbeitung an einem exemplarischen Ausbildungsthema wird im folgenden Gliederungspunkt dargestellt.

3 Beispielhafte Ausarbeitung eines Strukturbausteins

Im Folgenden wird die beispielhafte Ausarbeitung eines möglichen Strukturbausteins mit dem Titel „Leben mit Behinderung" vorgestellt. Da das Thema in mehrerlei Hinsicht ein vielschichtiges Erkundungsfeld darstellt, inhaltlich umfangreich, abwechslungsreich und für die Auszubildenden lebensnah und anschlussfähig ist, eignet es sich gut für die beispielhafte Darstellung einer kompetenzorientierten Curriculumsentwicklung, die in der Praxis die Umsetzung von Handlungs- und Erfahrungsorientiertem Unterricht ermöglicht.

Für die Entwicklung des Bausteins werden die Strukturmomente Titel (inklusive Stundenumfang und Ausbildungsjahr), Beschreibung, Inhalt, Kompetenzen, Empfehlungen zur methodischen Umsetzung,

Literatur, Leistungsnachweise sowie Hinweise zur planerischen Umsetzung beschrieben:

Der **Titel** beinhaltet das zu behandelnde Thema, das aus dem gemeinsamen Diskurs der verschiedenen Schulen ermittelt werden soll. Ebenso sind hier Gesamtstundenumfang des jeweiligen Strukturbauseines sowie das entsprechende Ausbildungsjahr vermerkt.

Der Punkt **Beschreibung** umfasst eine inhaltliche Begründung des Themas für die Bearbeitung innerhalb der generalistischen Ausbildung und gibt allgemeine Informationen über die Einbettung des Bausteins in die Ausbildung im Hinblick auf eine generalistische Handlungskompetenz.

Unter **Inhalt** findet sich eine Auflistung der jeweiligen Einzelthemen, die je nach Schwerpunkt und Praxiseinsatzmöglichkeiten der jeweiligen Schule ergänzt oder variiert werden können. Sie werden um einen Verweis auf das jeweilige Lernfeld aus dem Rahmenlehrplan des entsprechenden Bundelandes ergänzt. Da es sich im vorliegenden Beispiel um eine Berufsfachschule des Bundeslandes Bayern handelt, müssen außerdem an dieser Stelle den entsprechenden Inhalten aus dem bayrischen Rahmenlehrplan die jeweiligen Unterrichtsfächer (siehe ISB-Schulversuch) zugeordnet werden. Eine endgültige Zuordnung kann erst dann erfolgen, wenn die curricularen Vorgaben in Bezug auf die Fächersystematik auf der Landesebene verbindlich geregelt wurden. Im exemplarisch ausgearbeiteten Strukturbaustein wurden beispielhaft Zuordnungen in Anlehnung an den ISB-Schulversuch vorgenommen. Weiterhin ist den Inhalten auch die unterrichtende Lehrkraft zugewiesen. Je nach Schulorganisation können darüber hinaus auch Vermerke über eine Vertretungsregelung angefügt werden.

Anhand der **Kompetenzen**, die gemäß § 5 im neuen Krankenpflegereformgesetz (Weiß, Meißner & Kempa 2018, S. 10) in die sechs Bereiche Personalkompetenz, Fachkompetenz, Sozialkompetenz, Methodenkompetenz, kommunikative Kompetenz und Interkulturelle Kompetenz unterteilt werden, sind die Lehr- und Lernziele formuliert.

Unter dem Punkt **Empfehlungen zur methodischen Umsetzung** wird bewusst auf festgeschriebene Methoden verzichtet, um den verschiedenen Schulen und den entsprechenden ausführenden Lehrkräften einen möglichst großen Freiraum bei der Gestaltung von Lernsituationen und der Unterrichtsplanung zu überlassen und darüber hinaus bestehende kompetenzorientierte und SOL-gestützte[2] Unterrichtskonzepte weiterhin gut zu nutzen und in das neue Curriculum integrieren zu können. Dies soll insbesondere auch eine erhöhte Akzeptanz der anstehenden Ver-

---

[2] *Selbstorganisiertes Lernen* nach dem Lernkonzept von Herold & Herold (2013) für individuelles und kooperatives Lernen.

änderungen mit sich bringen. Eine Empfehlung und eine grobe Ausrichtung der Methodik sollten allerdings stattfinden, um eine ausgewogene und abwechslungsreiche Gestaltung für die Lernenden während der Ausbildung zu gewährleisten.

Die **Literatur**hinweise umfassen eine Auflistung von Büchern, Broschüren, wissenschaftlichen Texten u.a. zum Thema des Bausteins für Lehrkräfte und Auszubildende.

Art und Umfang der zu erbringenden **Leistungsnachweise** ergeben sich aus der Ausbildungs- und Prüfungsverordnung. Für eine bessere Übersicht werden diese innerhalb des Strukturbausteins erfasst.

Alle weiteren Informationen, die im Wesentlichen der **planerischen Umsetzung** dienen, wie etwa die Zuordnung zu Theorie- oder fachpraktischem Unterricht, die Zuteilung zu gehobenem oder höheren Dienst, sowie Informationen zur Gruppenteilung (Raumplanung) und Verortung im Curriculum, sind hauptsächlich für die Schulleitungen von Bedeutung und werden als ergänzende Informationen an das Ende des Bausteines gestellt.

Baustein Nr.
Leben mit Behinderung
2. Ausbildungsjahr
40 Stunden

Beschreibung

SchülerInnen der Gesundheits- und Krankenpflege pflegen Menschen mit Behinderung aller Altersstufen in den verschiedenen Settings. Der Schwerpunkt liegt hierbei auf der professionellen pflegerischen Versorgung im Kontext von Krankheit und Krisenbewältigung. Ihre Aufgabe ist es aber auch ihre Selbstpflegedefizite zu erkennen, Ressourcen zu fördern und auf ihre individuellen Bedürfnisse, sowie die ihrer Angehörigen einzugehen.

Für das Verständnis individueller Lebenskonzepte, Erleben und Sichtweisen, sind Fallverständnis vor dem Hintergrund pflegewissenschaftlicher- und pflegetheoretischer Aspekte und ethischer Entscheidungskompetenz und Reflexionsvermögen des eigenen Professionsverständnisses notwendig. Ebenso sind die Auseinandersetzung mit den verschiedenen Arten von Behinderungen, sowie die von Auseinandersetzung mit politischen, gesellschaftlichen, strukturellen, sowie wirtschaftlichen Aspekten erforderlich.

Inhalte	Lernfeld/ Fach (bay. Rahmenlehrplan)	Lehrkraft (ggf. Vertretung)
> Thematische Einführung und Reflexion der vorhandenen Erfahrungen		Pflegepädagogln
> Emotionen im Umgang mit Menschen mit Behinderung		externe
> Begriffe und Arten von Behinderung, gesetzliche Grundlagen	LF 23 Med./Nat.wiss G.	Kooperations- partner und
> Down Syndrom als ein Beispiel einer Behinderung	=	Dozentlnnen
> Wohn-, Förder- und Arbeitsmöglichkeiten für Menschen mit Behinderung	LF 23/Lebensg.	
> Die Diakonie Neuendettelsau als Einrichtungsträger für Menschen mit Behinderung		
> Hilfsmittelversorgung bei körperlichen und geistigen Einschränkungen		
> Hilfsmittel bei Einschränkungen der Kommunikationsfähigkeit		
> Beratung und Betreuung von Angehörigen und des sozialen Umfeldes	LF 23/Pfl., Pfl.wiss	
> Kulturelle Aspekte von Behinderung		
> Erworbene Behinderung als kritisches Lebensereignis		
> Präimplantationsdiagnostik, medizinischer Fortschritt und vorgeburtliche Diagnostik und deren Konsequenzen für Menschen mit Behinderung	LF 23/BK	
> Inklusion als gesellschaftliches Modell		
> Behinderung in Film, Kunst und Literatur	LF 23/BK	

Kompetenzen

Richtziel:
Die SchülerInnen lernen spezifische Einschränkungen von Menschen mit Behinderung (materielle Komponente) kennen und können diese Menschen unter der Berücksichtigung ihrer individuellen Bedürfnisse pflege, betreuen und unterstützen (formale Komponente).

Personalkompetenz
> S. reflektieren Erfahrungen, eigene Emotionen und ggf. vorhandene Berührungsängste beim Umgang mit Menschen mit Behinderung.
> S. beachten ethisch, moralische Aspekte im Umgang mit Menschen mit Behinderung und deren Angehörigen.
> Die s. reflektieren ihre eigenen beruflichen Erwartungen.
> Die S. erkennen ihre eigene Wertehaltung gegenüber anderen Menschen mit/ohne Behinderung

Fachkompetenz
> Die S. erwerben Kenntnisse über Möglichkeiten der Betreuung von Menschen mit Behinderung in Wohn- Arbeits- und Fördereinrichtungen.
> Die S. kennen Definitionen, Häufigkeit und Arten und Ursachen von Behinderungen, sowie die entsprechenden gesetzlichen Grundlagen.
> Die S. kennen Klassifikationsmöglichkeiten für Behinderungen.
> Die S. kennen das Down Syndrom exemplarisch als eine geistige und körperliche Behinderung.
> Die S. kennen das Prinzip und die gesetzlichen Grundlagen der Inklusion.
> Die S. lernen Einrichtungen der Behindertenhilfe als mögliches zukünftiges Berufsfeld kennen.
> Die S. kennen verschieden Möglichkeiten der barrierefreien Kommunikation und können diese anwenden.

Sozialkompetenz
> S. gehen berufliche und zwischenmenschliche Beziehungen ein und gestalten diese empathisch.
> S. nehmen die individuelle Sicht von Betroffenen und deren Angehörigen wahr.

Kommunikative Kompetenz
> S. setzen die Grundregeln für eine wertschätzende und respektvolle Kommunikation in der Gruppe und mit Menschen mit/ohne Behinderung ein.
> Die S. erkennen Barrieren bei der Kommunikation mit behinderten Menschen im Alltag.
> Die S. diskutieren Chancen und Grenzen der Inklusion und können Inklusion als Gesellschaftsmodell aus verschiedenen Perspektiven beurteilen.

Methodische Kompetenz
> Die S. erfassen die individuelle Situation von Menschen mit Behinderung anhand geeigneter Kriterien.
> Die S. erschließen Ressourcen und Selbsthilfedefizite von Menschen mit Behinderung und deren Angehörigen.

Interkulturelle Kompetenz
> S. beachten individuelle, sowie kulturelle Bedürfnisse ihrer Interaktionspartner.
> Die S. ergründen die Bedeutung von Behinderung in verschiedenen kulturellen Kontexten.

Empfehlungen zur methodischen Umsetzung

Neben der theoretischen Vermittlung grundlegender Lerninhalte bieten in großen Teilen selbstorganisierte Lernformen, sowie ein großer Anteil an Selbsterfahrung und der direkte Kontakt mit Betroffenen und Fachpersonen durch Exkursionen und Gesprächsrunden an. Die Durchführung in einer 4-tägigen Seminarform erscheint sinnvoll.

Möglichkeiten zur Umsetzung: Expertengespräche mit betroffenen Familien, Rollstuhltraining, Exkursion in Einrichtungen der Behindertenhilfe, Kleingruppenarbeit, Lerntagebuch, Lernstationen

Literatur

> (Lehrbuch „generalistische Pflege") ?!?
> Sozialpolitik und soziale Lage in Deutschland, Bäcker, 2010
> Selbstbestimmt leben trotz schwerer Behinderung? Schritte zur Annäherung an eine Vision, Baudisch, 2000
> Selbstbestimmung in der Rehabilitation. Chancen und Grenzen, Rische, 2000
> ... und um mich kümmert sich keiner!: Die Situation der Geschwister behinderter und chronisch kranker Kinder (Fachbuch), Ilse Achilles, 2013
> Alles inklusive: Aus dem Leben mit meiner behinderten Tochter (Erzählung), Mareice Kaiser, 2016
> Das Buch der Blindenschrift (Fachbuch), Birgit Adam, 2017
> Hand in Hand die Welt begreifen (Bilderwörterbuch der Gebärdensprache), Nygaard Moriggi, 2006
> Der schöne Schein des Lächelns (Erzählungen), Marie Gronwald, 2009
> Florian lässt sich Zeit (Kinderbuch), Adele Sansone, 2012
> Infantile Zerebralparese (Fachbuch), L. Döderlein 2007
> The distance between us (Bildband), Christopher Capoziello, 2013
> Wenn das Leben den Plan ändert: Eine Geschichte über außergewöhnliche Kinder und ihre Eltern (eine wahre Geschichte), Angela Kreher, 2009
> Die bunte Bande: Das gestohlene Fahrrad (inklusives Bilderbuch), Corinna Fuchs, 2018

Leistungsnachweise

Lerntagebuch
Präsentationen zu Möglichkeiten und Grenzen der Inklusion als Gruppenprüfung
Theoretische Themen als Inhalt in der Zwischenprüfung

Planerische Hinweise:

Theorie/Fachpraxis	Theorie	Anteile gD/hD	100% gD
Gruppenteilung	JA	Verortung im Curriculum	

(eigene Darstellung in Anlehnung an Hanekamp 2019)

Weitere Strukturmerkmale, die in anderen Modellen der Curriculumsentwicklung Anwendung finden,

wurden teilweise bewusst vernachlässigt, wie beispielsweise der Gliederungspunkt *alterspezifische Aspekte* im Heidelberger Curriculum. Hier wird dem Lebensalter unseres Erachtens eine zu hohe Rolle zugewiesen, die dem Wesen einer generalistischen Ausbildung nicht entspricht. Um einen besseren Überblick über die gleichmäßige Verteilung der Inhalte, die ehemals den drei verschiedenen Ausbildungsrichtungen zugewiesen waren, zu erlangen, eignet sich gegebenenfalls auch eine Übersicht mit der Zuordnung im Anhang des Curriculums.

Ebenso wurde unter dem Punkt Inhalte auf eine explizite Zuweisung des jeweiligen Stundenumfangs verzichtet. Da das Curriculum später für alle Pflegeschulen von Diakoneo KdÖR Anwendung finden soll, besteht hier die Gefahr, dass sich einige Schulen zu stark eingeschränkt fühlen. Gerade in Schulen, die bisher ein sehr offenes Curriculum haben, kann dies unseres Erachtens bei der Einführung auf Ablehnung und Widerstand stoßen und die Gestaltungsfreiräume der jeweiligen Lehrkraft schmälern. Desweiteren ermöglicht eine Offenheit an dieser Stelle die Einbindung der bisherigen Expertisen der Lehrkräfte sowie eine individuelle Schwerpunktsetzung durch die einzelnen Schulen.

Grundsätzlich sollte bei der Gestaltung der Bausteine beachtet werden, dass die Inhalte der einzelnen

Strukturelemente nicht zu stark geschlossen formuliert werden, um der Tatsache Rechnung zu tragen, dass die neun Pflegeschulen bisher mit unterschiedlichen Ausbildungsrichtungen und völlig unterschiedlichen curricularen Voraussetzungen arbeiten.

Bezogen auf die Einbettung des Bausteines erscheint es sinnvoll, im Rahmen des Gesamtcurriculums vorweg auf folgende Fragen näher einzugehen:

- Warum soll im Rahmen der generalistischen Pflegeausbildung ein schulübergreifendes Curriculum für alle Pflegeschulen von Diakoneo KdÖR entstehen, welche Grenzen und Chancen bietet eine solche Zusammenarbeit und wie und mit welcher Zielsetzung gestaltete sich das Vorgehen?
- Was sind die zugrundeliegenden Annahmen über ein generalistisches Pflegeverständnis, das Kompetenzverständnis und das pädagogisch-didaktische Grundverständnis?
- Welche institutionellen Rahmenbedingungen und strukturellen Vorgaben beeinflussen unsere Arbeit und wie gehen wir damit um?

Damit die einzelnen Bausteine einen guten Überblick ermöglichen und nicht zu komplex gestaltet werden, ist für den Anhang eine gut ausgewählte Zusammenstellung von Überblicksdokumenten, wie etwa eine Tabelle mit der Einordnung der einzelnen Modulinhalte zu den Lernfeldern und/oder den Fächern aus dem bayrischen Rahmenlehrplan, eine Übersicht der

Leistungsnachwiese oder ein Vorschlag zur zeitlichen Moduleinordnung in den Ausbildungsverlauf erforderlich.

Weiterhin müssen Planungen über Methode, Zeitpunkt und Dauer einer Evaluation angestellt werden, ebenso wie über die Verwertung der Ergebnisse und deren Einfluss auf das Curriculum selbst und deren Verfasser.

4 Fazit

Aus den dargestellten Überlegungen geht hervor, dass die Entwicklung eines schulübergreifenden Curriculums kein isoliertes Projekt einzelner Entscheidungsträger einer Bildungseinrichtung sein kann. Curriculumsentwicklung bedeutet vielmehr immer auch Schulentwicklung und damit eng verbunden auch Personalentwicklung und Organisationsentwicklung. Für die erfolgreiche Umsetzung werden also das Einbinden des Projektes in die bestehenden Organisations- und Kommunikationsprozesse, projektorientierte Zusammenarbeit aller beteiligten Interaktionspartner sowie eine klare Projektstruktur erforderlich. Weiterhin ist es notwendig, Erfolgsfaktoren, die Interessen der Organisationsmitglieder sowie potentielle Widerstände im Prozessverlauf zu berücksichtigen und die verschiedenen Abläufe für alle Beteiligten transparent zu gestalten, um das Erreichen der Ziele zu ermöglichen (vgl. Arnold & Prescher, 2012, S. 25ff.).

Im Oktober letzten Jahres wurde zur Realisierung und Umsetzung der gesetzlich geforderten curricularen Veränderungen aus den Mitarbeitenden der Pflegeschulen von Diakoneo KdÖR eine Steuergruppe sowie eine Arbeitsgruppe gebildet. Während die Aufgabe der Steuergruppe in der Prozesskoordination, der Begleitung der inhaltlichen Erarbeitung und der Impulsgebung besteht, gehört zu den Aufgaben der Arbeitsgruppe die Erarbeitung eines pädagogischen Grundverständnisses und der konkreten Module im Curriculum. Eine besondere Schwierigkeit stellt hier die übergreifende Zusammenarbeit der verschiedenen Pflegeschulen mit bisher unterschiedlichen Ausbildungsrichtungen, unterschiedlichen curricularen Voraussetzungen und vorallem auch unterschiedlichen Team- und Führungskulturen dar. Diese Unterschiedlichkeit zeigt sich zum Beispiel in großer Freiheit in der Ausgestaltung der eigenen pädagogischen Arbeit bis hin zu sehr engen strukturellen Vorgaben.

Gelingt es den Teilnehmern der Steuer- und Arbeitsgruppe die Entwicklung eines schulübergreifenden Curriculums für die gesetzlich geforderte Einführung einer generalistischen Ausbildung zielführend, konstruktiv und kompetenzorientiert zu gestalten, haben wir eine große Chance, aktuellen gesellschaftlichen

Veränderungen, wie eine sich wandelnde Schülerge-
neration mit immer kürzer werdenden Generations-
folgen, einem veränderten Werteverständnis und einem heterogenen Schülerklientel in Verbindung mit
einem sich verändernden Berufsfeld hoffnungsvoll
entgegen zu treten und Möglichkeiten auf den Weg zu
bringen, um die eingangs genannten Ziele für die generalistische Ausbildung, mehr berufliche Flexibilität,
Steigerung der Attraktivität des Pflegeberufes, Entgegenwirken dem Fachkräftemangel und Steigerung
der Qualität von Pflege und Pflegebildung, zu ver-
wirklichen.

Literatur

Arnold, R. & Gomez Tutor, C. (2007). Grundlagen der Weiterbildung. Grundlinien einer Ermöglichungsdidaktik. Bildung ermöglichen - Vielfalt gestalten. Augsburg: Ziel.

Arnold, R. & Prescher, T. (2012, Hrsg.). Schule als Organisation entwickeln: Praxis der Schulentwicklung für Lehrkräfte. Kaierslautern: Technische Universität Kaiserslautern.

Bayrisches Staatsministerium für Unterricht und Kultus. (2012). Konzept zum Schulversuch. "Generalistische Pflegeausbildung mit beruflichem Schwerpunkt" in Bayer. München: Staatsinstitut für Schulqualität und Bildungsforschung.

Bundesgesetzblatt. (17. 7 2017). Gesetz zur Reform der Pflegeberufe (Pflegeberufereformgesetz PflBRefG). Erreichbar unter: https://www.bgbl.de/xaver/bgbl/start.xav?startbk=Bundesanzeiger_BGBl&jumpTo=bgbl117s2581.pdf#__bgbl__%2F%2F*%5B%40attr_id %3D%27bgbl117s2581.pdf%27%5D__1547634632016, Stand: 16.01.2019

Bundesministerium für Gesundheit. (2019). Pflegeberufegesetz. Erreichbar unter: https://www.bundesgesundheitsministerium.de/service/begriffe-von-a-z/p/pflegeberufegesetz/faq-pflegeberufegesetz.html, Stand: 16.01.2019.

Herold, C./Herold, M. (2013): Selbstorganisiertes Lernen in Schule und Beruf: Gestaltung wirksamer und nachhaltiger Lernumgebungen (2., erw. Aufl.). Weinheim: Beltz.

Lipsmeier, A. (2000). Systematisierungprinzipien für berufliche Curricula. Zeitschrift für Berufs- und Wirtschaftspädagogik, S. 54-71.

Panke-Kochinke, B. (2011). Berufliche Handlungskompetenz erwerben. Ergebnisse der qualitativen Evaluation eines Curriculums in der Gesundheits- und Krankenpflege. Frankfurt am Main: Mabuse.

Schmidt-Richter, R. et al. (2012). Heidelberger Curriculum. Pflege generalistisch ausbilden. Stuttgart: Thieme.

Weiß, T., Meißner, T. & Kempa, S. (2018). Pflegeberufereformgesetz (PflBRefG). Wiesbaden: Springer Gabler.

CHRISTINA SCHMIDT UND LISA SCHÖPF

Einen curricularen Baustein mit einer Fallbeschreibung verbinden am Beispiel des Pflegeprozesses

Zusammenfassung

Die generalistische Pflegeausbildung ist aktuell in allen bestehenden Berufsfachschulen des Gesundheitswesens ein großes Thema. 2020 beginnen deutschlandweit die ersten Ausbildungskurse, die nach dem neuen Pflegeberufegesetz (PflBG) ausgebildet werden. Um die „neue" Ausbildung bestmöglich umsetzen zu können, stehen die Schulen vor einer großen Herausforderung. Sie benötigen ein Curriculum, nach welchem sie den theoretischen und fachpraktischen Unterricht sowie die praktische Ausbildung planen können. In der Vergangenheit wurden bereits verschiedene Modellversuche der generalistischen Pflegeausbildung unternommen. Da aber noch kein Rahmenlehrplan existiert, gibt es bisher kein Fundament oder ein konkretes Konzept, nach dem sich bei der Erstellung eines Curriculums gerichtet werden kann.

In diesem Beitrag werden zu Beginn drei verschiedene Curricula von Modellversuchen der generalistischen Pflegeausbildung abgebildet. Anschließend werden diese beurteilt, miteinander verglichen und diskutiert. Ziel ist es, einen Ansatz für einen curricularen Baustein für die generalistische Pflegeausbildung zu finden. Unter Berücksichtigung eines didaktischen Begründungsrahmens wird anschließend ein curricularer Baustein zum Thema Pflegeprozess in der generalistischen Ausbildung konzipiert. Die Entscheidung für das Thema fiel aufgrund der Notwendigkeit der Anwendung des Pflegeprozesses bei Patienten/Bewohner[3] aller Altersgruppen. Der gesamte Prozess der Erstellung wird abschließend reflektiert.

1 Curriculare Orientierung

Um den curricularen Baustein erstellen zu können, wurde sich mit drei bereits vorhandenen Modellversuchen für die generalistische Pflegeausbildung beschäftigt. Eine kritische Betrachtung des Aufbaus der Modelle aus der Sicht von Schmidt und Schöpf wird in den folgenden Abschnitten aufgezeigt.

1.1 Curriculum für den Modellversuch „Erprobung einer Ausbildung in der Alten-, Kranken- und Kinderkrankenpflege mit generalistischer Ausrichtung"

Dieses Curriculum wurde 2004 von Prof. Gertrud Hundenborn und Roland Brühe im Auftrag des Ministeriums für Arbeit, Gesundheit und Soziales des Lan-

---

[3] Aus Gründen der Lesbarkeit wird in der vorliegenden Arbeit die männliche Sprachform verwendet. Dies impliziert auch das weibliche Geschlecht und soll als geschlechtsneutral zu verstehen sein.

des Nordrhein-Westfalen erstellt. Es gliedert sich in die drei Teile A, B und C. Teil A wird nochmals in zwei Abschnitte aufgeteilt: A I und A II. Diese beiden Abschnitte stellen eine Einführung in das Curriculum dar. Teil A I ist für Lehrende, Dozenten, Praxisanleiter und Lernende gedacht und soll einen schnellen und unkomplizierten Einblick in das Curriculum verschaffen. In Teil A II wiederum wird ein vertiefter Einblick in die Hintergründe und Zusammenhänge des Modellversuchs gegeben. Dieser Teil wurde in einer Fachsprache geschrieben, welche für Experten der Curriculumsentwicklung nachvollziehbar ist. Ebenso wird hier mit Quellen- und Literaturverweisen gearbeitet (vgl. Hundenborn & Brühe, 2004, S. 1).

In Teil B des Curriculums werden die Lerneinheiten dargestellt und in drei Lernbereiche eingeteilt. Im Teil C befindet sich der Anhang. Hier werden nochmals sechs Bereiche unterschieden: Anhang 1: Dreijahresplanung, Anhang 2: Verteilung der Lerneinheiten auf die drei Ausbildungsabschnitte, Anhang 3a: Einsatzorte der praktischen Ausbildung und ihre Möglichkeiten zur Kompetenzförderung, Anhang 3b: Informationen zur praktischen Umsetzung der Ausbildung und Beschreibungen der Praxiseinrichtungen, Anhang 4: Einsatzplanung für 24 Schüler, Anhang 5: Vergleich zwischen den Lerneinheiten des Modellversuchscurriculums und den Ausbildungsrichtlinien NRW und Anhang 6: Lernkontrollen im ersten Ausbildungsjahr.

Curricularer Begründungsrahmen

Nachfolgend wird sich mit dem Abschnitt A II befasst. Hier wird ein curricularer Begründungsrahmen für den Modellversuch festgelegt. Hundenborn und Brühe (2004, S. 22 – 26) erläutern, wie es zu dem Entschluss kam, dieses Curriculum zu erstellen, zu erproben und zu evaluieren. Zum einen wird die Notwendigkeit einer Ausbildungsreform in den Pflegeberufen erläutert und erkannt, zum anderen werden durch die gesellschaftliche Veränderung, u.a. den demographischen Wandel, andere Kompetenzanforderungen an die Pflegekräfte der Zukunft gestellt. Da sich die Strukturen im Gesundheitswesen immer mehr verändern, müssen sich die Pflegekräfte auch an die neuen Gegebenheiten anpassen.

Die Versorgung von pflegebedürftigen oder kranken Menschen findet in unterschiedlichen Settings statt. Der Trend bewegt sich auf eine immer häufiger werdende ambulante Versorgung zu. Die Pflegekräfte, die dort tätig sind, brauchen ein höheres Maß an Entscheidungs- und Handlungssicherheit als in der stationären Versorgung. Dies begründet sich darauf, dass in einer Akutklinik immer Ärzte vor Ort sind, was bei einer ambulanten Versorgung nicht der Fall ist. Hier nimmt die Zusammenarbeit im inter- und multidisziplinären Team einen viel höheren Stellenwert ein.

Das Ziel der generalistischen Pflegeausbildung ist also, die noch verschiedenen Berufsfelder in der Pflege (Kranken-, Kinderkranken- und Altenpflege) in einen gemeinsamen Beruf zu vereinen, um den Pflegefachkräften einen flexiblen Einsatz in allen Fachbereichen und unterschiedlichen Settings ermöglichen zu können.

Dieses Curriculum zielt in erster Linie darauf ab, Lernende an die zukünftigen Anforderungen heranzuführen und ihnen die Möglichkeit zur Entwicklung der beruflichen Handlungskompetenzen zu ermöglichen.

> „Auf dieser Ebene betrifft dies eine thematisch-konzentrische und damit fächerübergreifende Strukturierung des Curriculums nach Lernbereichen, Themenbereichen oder Lernfeldern sowie eine Ausrichtung an den übergeordneten Zielen von Handlungskompetenz und Persönlichkeitsentwicklung." (Hundenborn & Brühe, 2004, S. 28)

Hierzu eignen sich lt. Hundenborn und Brühe (2004, S. 28) die „[...] Konzepte des handlungsorientierten, erfahrungsorientierten und problemorientierten Lehrens und Lernens".

In dem vorliegenden Curriculum wurde versucht, die zentralen Kompetenzen, welche für die Pflege von Menschen aller Altersgruppen in unterschiedlichen Institutionen notwendig sind, festzulegen. Hierzu haben Hundenborn und Brühe Dokumente der WHO (World Health Organization) und der EU (Europäische Union) herangezogen. Durch eine Analyse wurden erforderliche Kompetenzen der Pflegekräfte in unterschiedlichen Bereichen klar definiert. Die Ergebnisse der Analysen wurden für den Modellversuch übernommen (vgl. Hundenborn & Brühe, 2004, S. 36ff.).

Curricularer Ansatz für den Modellversuch – Teil A

Der Curriculumskonstruktionsprozess wurde nach dem Ansatz von Horst Siebert in vier Phasen durchgeführt. In der ersten Phase wurden Leit- und Bildungsziele festgelegt, während in der zweiten Phase Berufs- und Pflegesituationen ausgewählt, begründet und beschrieben werden. Durch diese konkret dargestellten Pflegesituationen werden erforderliche Kompetenzen ersichtlich gemacht. Die Entwicklung des Kernstücks des Curriculums findet in der dritten Phase statt. Hier werden aufeinanderfolgende Lernsequenzen konzipiert und unter Angaben von Lernzielen und Inhalten sowie Methodenhinweisen für die Gestaltung des Unterrichts festgehalten. Ebenso können die curricularen Bausteine Hinweise auf Lernkontrollen enthalten. Die Phase vier befasst sich mit der Implementierung, Evaluation und Revision des Curriculums. Da die Konstruktion als ein Prozess verstanden wird, ist dieser nie abgeschlossen (vgl. Hundenborn & Brühe, 2004, S. 45-46).

Es wird der Ansatz situierten Lernens als sinnvoll gesehen. Der bereits erprobte lerntheoretische Ansatz ist begründet und wurde von Hansruedi Kaiser entwickelt. Der Kompetenzerwerb findet also durch Handeln und Reflektieren in einer konkreten Situation statt. Wissen ergibt sich somit durch Handlungserfahrung. Im Curriculum werden keine abstrakten Lernziele formuliert, sondern die Ziele der Ausbildung werden als Kompetenzen dargestellt und konkretisieren somit eine Vorstellung dessen, was gekonnt werden soll.

Der Lernende schafft es dadurch leichter, das in der Theorie Gelernte in die Berufspraxis zu transferieren. In diesem Curriculum werden die Qualitätskriterien als Ressourcen beschrieben und in die Kategorien „Wissen", „Können" und „Einstellung" unterteilt. Hier spiegeln sich die erforderlichen Wissensarten wider, um die Kompetenzen entwickeln zu können. Damit der Kompetenzerwerb in den verschiedenen Bereichen sichergestellt werden kann, wurde die Entscheidung getroffen, das Curriculum für die theoretische und praktische Ausbildung zu entwickeln. So können sich alle an der Ausbildung beteiligten Lehrenden und auch Praxisanleiter der verschiedenen Einsatzorte gezielt an der Entwicklung des Lernenden beteiligen (vgl. Hundenborn & Brühe, 2004, S. 46-48).

Durch ein klares pädagogisches und pflegerisches Leitbild wird eine Grundlage für die Entwicklung dieses Curriculums geschaffen. Es wurde sich auf vier übergeordnete Prinzipien geeinigt, welche als besonders wichtig erscheinen - die Kompetenzorientierung, die Situationsorientierung, die Transferorientierung sowie Gender mainstreaming und Diversity. Die Kompetenzorientierung wurde bereits ausführlich erläutert. Menschliches Handeln ist an Situationen gebunden und findet daher situativ statt. In jeder Situation muss demnach über Handlungsalternativen nachgedacht werden. Lernenden muss im Sinne der Transferorientierung ermöglicht werden, Wissen und Können auf andere Situationen zu übertragen. Darum ist das Aufnehmen von Situationsbeschreibungen in das Curriculum von großer Bedeutung. So haben die

Schüler die Möglichkeit, einen Transfer zur Berufs-praxis herzustellen und Praxisanleiter können an die in der Theorie bearbeiteten Lernsituationen anknüp-fen (vgl. Hundenborn & Brühe, 2004, S. 54-55).

Das vierte Prinzip stellt die durch kultur- und ge-schlechtsspezifische Unterschiede, soziale Ungleich-heiten, Ungerechtigkeit etc. dar. Es wird versucht, damit „[...] den Umgang mit Verschiedenheit zur selbstverständlichen Auseinandersetzung zu ma-chen" (vgl. Hundenborn & Brühe, 2004, S. 56). In das Curriculum wurden also Lerneinheiten integriert, welche sich intensiv mit der zunehmenden Verschie-denheit der Bevölkerung auseinandersetzen.

Aufbau des Curriculums – Teil B

Das Curriculum wird in drei Lernbereiche aufgeteilt: Lernbereich I „Aufgaben und Konzepte der Pflege", Lernbereich II „Pflege als Beruf" und Lernbereich III „Rahmenbedingungen pflegerischer Arbeit". Die ein-zelnen Teile der drei Lernbereiche beginnen mit ei-ner Erklärung, welche spezifischen Kompetenzen erworben werden und welche Tätigkeiten in der Pra-xis übernommen werden sollen. Jeder Lern- und je-der Teilbereich beginnt mit einer grafischen Darstel-lung zur Veranschaulichung. Zu den drei Lernberei-chen wurden einzelne Lerneinheiten zu verschiede-nen fachlichen Inhalten und Situationen im Pflegeall-tag erstellt und zugeordnet.

Jede Lerneinheit umfasst somit folgende Angaben: In der Kopfzeile jedes curricularen Bausteins werden der Lernbereich, der Teilbereich und die Lerneinheit benannt. Ein sogenannter Teilbereich setzt innerhalb des Lernbereichs nochmals besondere Schwerpunkte oder beschreibt Aufgaben. Ziele und die Lernprozessgestaltung können somit leichter abgebildet werden. Die Lerneinheiten stellen anhand kleiner curricularer Bausteine deutlich die zu fördernde berufliche Handlungskompetenz dar. Ebenso werden die vorgesehene Stundenzahl, das Ausbildungsjahr und eine Code-Nummer vermerkt. Die Code-Nummer setzt sich aus den Zahlen des Lernbereichs, des Teilbereichs und die laufende Nummer der Lerneinheit zusammen.

Durch die Darstellung einer konkreten Situation werden die Anforderungen an Pflegende verdeutlicht und das Handeln geschildert. Diese Situationen können in der Theorie und auch in der Praxis als Ausgangspunkt für Lernprozesse hergenommen werden. Als nächstes folgen „Merkmale des Situationskreises". Sie verdeutlichen die Situation an sich und eröffnen die Möglichkeit, auch andere Situationen für die Bearbeitung herzunehmen. Wichtig ist, dass diese dieselben Merkmale aufweisen, um die gleichen Kompetenzbereiche zu fördern. Als letztes werden in jedem einzelnen curricularen Baustein die Ressourcen (Wissen, Können, Einstellung) beschreiben. Sie dienen dem Kompetenzerwerb und geben an, was der Schüler wissen und können sollte und welche Einstellung (berufliche Haltung) er entwickeln soll, um komplexe Situationen im Berufsalltag meistern zu können.

Des Weiteren sind „Empfehlungen zur Unterrichtsgestaltung" gegeben. Hauptsächlich richten sich diese Informationen an hauptamtlich Lehrende oder externe Dozenten und geben Hinweise zur Unterrichtsgestaltung, um die Kompetenzen gezielt zu fördern. Der letzte Punkt besteht aus „Empfehlungen zur Gestaltung der praktischen Ausbildung". Hier richtet sich das Curriculum an die Praxisanleiter aller Einsatzorte. Es werden Hinweise zu Lernaufgaben gegeben, wie die Kompetenzentwicklung des einzelnen Schülers in der Praxis gefördert werden kann (vgl. Hundenborn & Brühe, 2004, S. 58-61).

Lernkontrollen sind in diesem Curriculum noch nicht integriert, was aber jederzeit ergänzt werden könnte. Die Methodenvorschläge für die Gestaltung des Unterrichts sollen nicht als verpflichtend angesehen werden. Es handelt sich um ein offenes Curriculum und die Vorschläge sollen lediglich als Orientierung dienen.

Anhänge – Teil C

Im Anhang 1 ist ein Rahmenplan des Modellprojekts abgebildet. Hier werden drei Ausbildungsjahre durchgeplant. Es ist nachzuvollziehen, wann die Lernenden Blockunterricht haben oder in den verschiedenen Settings eingesetzt sind. Ebenso wird hier der Urlaub für den gesamten Kurs vorgeplant. Die geplanten Stunden für Theorie und Praxis werden ebenfalls nochmal zusammenfassend dargestellt.

Im Anhang 2 ist die curriculare Feinplanung zu finden. Es werden die Lerneinheiten auf die drei Ausbildungsabschnitte aufgeteilt. Eine Soll- und Ist-Stundenangabe sind hinterlegt, ebenso die Differenz zwischen geplanten und gehaltenen Unterrichtsstunden. Abschließend ist eine Zusammenstellung des gesamten theoretischen Unterrichts abgebildet.

Anhang 3a zeigt die Einsatzorte der praktischen Ausbildung sowie ihre Möglichkeit zur Kompetenzförderung auf. Es werden die unterschiedlichen Settings benannt und anschließend tabellarisch aufgezeigt, in welchem Setting die Lernenden die Kompetenzen eines jeweiligen Teilbereiches erwerben können. Die Darstellung erfolgt für alle drei Lernbereiche.

Anhang 3b gibt Informationen zur praktischen Umsetzung der Ausbildung. Das Ziel der generalistischen Pflegeausbildung wird aufgezeigt und die Entscheidungsmöglichkeiten werden dargelegt. Die hohe Bedeutung der Praxisanleitung wird erwähnt. Auf die Praxisanleiter der verschiedenen kooperierenden Einrichtungen kommt eine große Herausforderung zu. Die gestellten Lernaufgaben der Schulen müssen dort betreut und ggf. mitbearbeitet werden. Anschließend werden die einzelnen Settings vorgestellt. Besondere Lernangebote und Konzepte werden benannt und die zuständigen Praxisanleiter sowie Einrichtungsleitungen werden namentlich festgehalten und die Qualifikationen der Fachkräfte werden aufgeführt. Die Settings reichen von der stationären bis zur teilstationären Altenpflege, Hospiz, Frauenklinik, Kinderklinik usw.

Anhang 4 zeigt eine Einsatzplanung für 24 Lernende. Die Praxisblöcke sind für eine Dauer zwischen neun und elf Wochen geplant. Die zu leistenden Stunden werden vermerkt. Während eines Praxisblockes findet kein Wechsel des Einsatzortes statt. Der erste Einsatz findet immer beim Anstellungsträger statt und der letzte dann individuell nach Kompetenzbereich und Wahl des Abschlusses.

Im Anhang 5 werden die Lerneinheiten des Modellversuchscurriculums und der Ausbildungsrichtlinien NRW verglichen. Dieses wird tabellarisch dargestellt und erstreckt sich über acht Seiten.

Beispielhaft werden im Anhang 6 die Lerneinheiten des ersten Theorieblocks benannt, welche Gegenstand von Lernkontrollen sind. Hier findet wieder die Unterteilung in Wissen, Können und Einstellung statt. In diesen Bereichen wurden bereits Lernziele der einzelnen curricularen Bausteine festgelegt. Es werden Vorschläge zur Gestaltung der Lernkontrollen gemacht, z.B. schriftlich, praktisch, Dokumentationsaufträge, Projektarbeit, Präsentation usw.

1.2 Modellversuch: Wannsee-Curriculum

2016 hat die Wannsee Schule in Berlin e.V. ihr vorhandenes Curriculum, in Hinblick auf die generalistische Pflegeausbildung, das achte Mal überarbeitet. Die Arbeitsgruppe setzte sich aus Mitarbeitern der Wannsee Schule e.V. zusammen. Das Wannsee Curriculum beginnt mit einem Vorwort der Schulleitung, welches an das Thema „Generalistik" heranführt. Ein Begründungsrahmen, nach welchen theoretischen bzw. didaktischen Ansätzen das Curriculum erstellt wurde, fehlt hier gänzlich.

Das Curriculum setzt sich aus Lernfeldern und entsprechenden Differenzierungen zusammen. Der Übersicht ist zu entnehmen, dass in den Differenzierungen mit einzelnen Fallsituationen gearbeitet wird. Außerdem ist dort die angedachte Stundenanzahl pro Lernfeld, bzw. Differenzierung, angegeben. Die curricularen Bausteine sind wie folgt aufgebaut: Jedes Lernfeld wird mit einer Kommentierung begonnen, welche für das gesamte Lernfeld, auch wenn es unterschiedliche Differenzierungen gibt, gelten. Hier wird die Beschreibung des Lernfeldes genannt. Als nächstes kommt eine Kommentierung, welche genau auf das entsprechende Lernfeld, bzw. Differenzierung, abgestimmt ist. Hier werden Kenntnisse beschrieben, welche der Schüler während der Bearbeitung des Lernfeldes (Differenzierung) erlangen soll. Anschließend wird die übergeordnete Handlungskompetenz beschrieben.

Alle Lernsituationen, welche im entsprechenden Abschnitt bearbeitet werden sollen bzw. können, werden betitelt. Für jede Lernsituation werden die zu erwerbenden Kompetenzen festgelegt. Diese sind in zwei Bereiche gegliedert, jedoch werden alle vier Kompetenzbereiche, welche die berufliche Handlungskompetenz ausmachen, integriert. Als erstes wird die Fachkompetenz genannt. Sie umfasst das Wissen und die Fertigkeiten, welche die Schüler erlangen sollen. Der zweite Kompetenzbereich ist die personale Kompetenz. Hier werden die Sozialkompetenz und Selbstständigkeit zusammengefasst.

Zu jedem einzelnen Baustein wird das entsprechende Lernfeld, ggf. mit Differenzierung, angegeben. Dem Curriculum ist zu entnehmen, dass in der Wannsee Schule e.V. der Unterricht im Blocksystem stattfindet. Jeder curriculare Baustein ist mit dem entsprechenden Kürzel des Unterrichtblockes versehen, wodurch ersichtlich wird, in welchem Ausbildungsabschnitt das Thema behandelt werden muss. In jedem Baustein wird eine Lernsituation behandelt. Die zu vermittelnden Inhalte der theoretischen Ausbildung werden anhand der Lernsituation beschrieben. Die geplante Stundenzuordnung erfolgt in vier Bereichen, sog. Wissensgrundlagen. Es kann nicht gedeutet werden, wie diese in die Stundenplanung berücksichtigt werden.

Für jeden curricularen Baustein ist ein Feld für didaktische Kommentare vorgesehen. Allerdings wurde nicht überall ein Kommentar verfasst. Hier werden mit Stichpunkten Aspekte vermerkt, welche die didaktische Aufarbeitung der Lernfelder beeinflussen können. Es werden Hinweise zu Lernsituationen oder auch Übungen für den Unterricht gegeben. Ein weiteres Feld lässt Platz für organisatorische Anmerkungen. Vermerkt werden hier Dinge, welche durch die Lehrenden zu organisieren sind. Beispielsweise im Lernfeld 1, Differenzierung 8 wird ein Besuch im Deutschen Historischen Museum geplant, welcher drei Wochen vorher angemeldet werden muss oder ob externe Dozenten eingetaktet werden müssen.

Das „Lernlabor" stellt ein weiteres Feld im curricularen Baustein dar. Hier wird vermerkt, wie viele Stunden im Lernlabor abgehalten werden sollen. Zusätzlich wird erwähnt, wenn Lernsituationen miteinander verknüpft werden sollen und es sinnvoll ist, mehrere Lehrkräfte einzuplanen (Teamteaching). Das letzte Feld beschreibt die Leistungserfassung, welche die Lehreinheit abschließt. Es können mehrere Lernsituationen für eine Prüfungsleistung zusammengefasst werden. Als Prüfungsleistungen sind Klausuren, Referate, Praxisaufträge, Portfolio, mündliche und praktische Leistungserfassungen beschrieben.

Des Weiteren enthält das Curriculum unterschiedliche Praxisaufträge, die den einzelnen Settings zugeordnet werden, z.B. Hospiz, Palliativstation, Onkologiestation, ambulanter Einsatz, Funktionsbereich usw. Auf den Praxisaufträgen stehen die Schwerpunkte des vorangegangenen Theorieblockes, so können Praxisanleiter in den Einsatzorten an das in der Theorie Gelernte anknüpfen. Einige Praxisaufträge bestehen aus mehreren kleinen Aufträgen. Informationen zur Durchführung des Auftrages sind ebenfalls vermerkt. Der Name des Lernenden sowie der Ausbildungsjahrgang und Einsatzort sind neben dem Datum und dem Namen des Praxisanleiters zu notieren.

Im Anhang des Curriculums findet sich eine Zusammenfassung der Gesamtstunden aller Lernsituationen. Die Gesamtstunden sind in die vier Bereiche der Wissensgrundlagen gegliedert. Wissensgrundlage 1 beschreibt die Pflegewissenschaften, Wissensgrundlage 2 die Naturwissenschaften, Wissensgrundlage 3 die Sozialwissenschaften und Wissensgrundlage 4 die

Rechtwissenschaften. Anschließend werden die Stunden nochmals in die Bereiche nochmals aufgeteilt, welche gesetzlich vorgegeben sind und im jeweiligen Bereich stattfinden müssen. Außerdem wird der sogenannte Differenzierungsbereich festgelegt.

Die Lernsituationen sind nur als Titel genannt und nicht als ausgearbeiteter Text beigefügt, daher kann nicht beurteilt werden, ob die einzelnen Lernsituationen auch auf die festgelegten Kompetenzen, Kommentare und Anmerkungen der curricularen Bausteine passen. Es ist nicht zu erkennen, ob es sich um ein offenes oder geschlossenes Curriculum handelt, da keine weitere Beschreibung der Handhabung vorhanden ist. Weil das Curriculum die verschiedenen Lernsituationen miteinander verknüpft und sie sich gegenseitig ergänzen und beeinflussen, ist von einem Spiralcurriculum auszugehen (vgl. Wannsee Curriculum, 2016).

1.3 Konzept zum Schulversuch „Generalistische Pflegeausbildung mit beruflichem Schwerpunkt" in Bayern

Die Regierung von Oberfranken, welche für die Schulen der beiden Autoren zuständig ist, empfiehlt das Curriculum vom Staatsinstitut für Schulqualität und Bildungsforschung (ISB) als Anhaltspunkt für die Curriculumsentwicklung herzunehmen. Dieses Konzept wurde vom Bayerischen Staatsministerium für Unterricht und Kultus in Zusammenarbeit mit dem ISB München entwickelt. Entstanden ist dieses Curriculum durch die Erfahrungen bei der Anwendung des

Schulversuchs in mehreren Schulen in Bayern (vgl. Bayerisches Staatsministerium für Unterricht und Kultus, 2012, S. 3). Es kann als Planungsgrundlage hergenommen werden, die Feinarbeit soll allerdings in Arbeitsgruppen der jeweiligen Schule stattfinden. Hier besteht die Möglichkeit, die einzelnen Lernfelder zu verschieben und einen anderen Bezugsrahmen herzustellen (vgl. Bayerisches Staatsministerium für Unterricht und Kultus, 2012, S. 5).

Bei dem 2012 entwickelten Curriculum handelt es sich um ein Spiralcurriculum. Dies ermöglicht das schrittweise und aufeinander aufbauende Erwerben von Kompetenzen, Kenntnissen und Fertigkeiten. Durch die Formulierung der einzelnen Lernfelder werden Verknüpfungen und inhaltliche Zusammenhänge kenntlich gemacht. Im Anhang dieses Modellversuchs werden die Beziehungen zwischen den einzelnen Lernfeldern aufgezeigt (vgl. Bayerisches Staatsministerium für Unterricht und Kultus, 2012, S. 63–90). Dieses Curriculum besteht aus 25 Lernfeldern, welche exemplarisch auf berufliche Handlungssituationen der Pflege ausgerichtet sind. Dies ermöglicht bereits eine Handlungsorientierung im Lehrplan. Der jeweilige Situationsrahmen der einzelnen Lernfelder wurde für die Nachvollziehbarkeit mit dem jeweiligen Setting und der Zielgruppe versehen.

Wie bereits erwähnt, wurden im vorliegenden Konzept zum Schulversuch in Bayern unterschiedliche Modellversuche der generalistischen Pflegeausbildung zusammengeführt und weiterentwickelt. Es ist eine Empfehlung für die Stundenanordnung integriert, was jedoch in der Handhabung flexibel gesehen werden kann. Ziel ist es, durch exemplarisch dargestellte Lernsituationen die Realität im Berufsfeld Pflege zu verdeutlichen und dem Lernenden nahezubringen.

Was die Schüler innerhalb ihrer Ausbildung erreichen sollen, wird als Kompetenzen in Form von Lernzielen formuliert. Deren Darstellung erfolgt im sog. Dreischritt. Schritt eins beschreibt die Kenntnisse und Fertigkeiten im Lernfeld, Schritt zwei soll die Fähigkeit zum individuellen Fallverstehen in der Auseinandersetzung mit sich selbst und anderen erreichen. Es soll erlernt werden, Einzelfälle im Kontext der Situation zu deuten. Der dritte Schritt umfasst die kritisch-konstruktive Reflexion der Herausforderungen des beruflichen Alltags. Hier sollen die Lernenden eine persönliche Haltung entwickeln und festigen (vgl. Bayerisches Staatsministerium für Unterricht und Kultus, 2012, S. 6-7).

Das Konzept hat folgende Fächer vorgesehen:

- Deutsch und Kommunikation,
- Sozialkunde, Berufskunde,
- Grundlagen aus Recht, Wirtschaft und Verwaltung,
- Pflege und Pflegewissenschaft,
- Medizinisch-naturwissenschaftliche Grundlagen,
- Sozial- und geisteswissenschaftliche Grundlagen,
- Lebensgestaltung und
- Fallbearbeitung.

In den Fächern spiegelt sich die Verknüpfung der drei bisherigen Pflegeausbildungen wider. Außerdem ist hier eine Stundentafel für die einzelnen Ausbildungsjahre hinterlegt sowie der vorgesehene, zu lehrende Anteil im gehobenen und höheren Dienst (vgl. Bayerisches Staatsministerium für Unterricht und Kultus, 2012, S. 6-7).

Inhaltlich ist vorgesehen, im ersten Ausbildungsjahr exemplarische Aspekte der Akutversorgung und Gesundheitsförderung zu lehren. Im Fokus stehen die Lernfelder eins bis fünf. Diese Lernfelder dienen dem Lernenden eine Orientierung zum Berufsfeld Pflege zu geben und den Erstkontakt mit zu pflegenden Menschen leichter zu gestalten. Die praktische Ausbildung soll in stationären Settings stattfinden, ggf. mit Einsätzen in der ambulanten Pflege ergänzt werden. Im zweiten und dritten Ausbildungsjahr stehen dann die ambulante Versorgung sowie die Pflege von Menschen mit psychiatrischen und chronischen Erkrankungen im Vordergrund. Ebenso sollen Menschen im Rehabilitationsprozess begleitet werden. Dadurch entwickelt sich eine professionelle Pflege. Die Fallbearbeitung soll in jedem Ausbildungsjahr stattfinden. Hierfür finden jährlich zwei Prüfungen im Rahmen der Fallbearbeitungen statt. Deren Aufbau ist angelehnt an ein schriftliches Examen und stellt eine eigene Zeugnisnote dar. Der Inhalt der Fallbearbeitungen umfasst den Inhalt aller Fächer (vgl. Bayerisches Staatsministerium für Unterricht und Kultus, 2012, S. 8ff.).

Während der Einsätze in den verschiedenen Praxiseinrichtungen erhalten die Schüler Praxisaufträge, die den Lernprozess unterstützen sollen. Es wird zwischen Erkundungs-, Anwendungs-, Vertiefungs-

und Reflexionsaufträgen unterschieden. Bei der Bearbeitung sollen die Praxisanleiter des jeweiligen Einsatzortes helfen, was in enger Zusammenarbeit mit der jeweiligen Berufsfachschule stattfindet (vgl. Bayerisches Staatsministerium für Unterricht und Kultus, 2012, S. 10). Der schriftliche, mündliche und praktische Teil der Abschlussprüfung ähnelt dem bisherigen Vorgehen aus der Gesundheits- und Krankenpflege-, Gesundheits- und Kinderkrankenpflege- und Altenpflegeausbildung.

Curricularer Aufbau

Die curricularen Bausteine sind folgendermaßen strukturiert: Zu Beginn wird das Lehrjahr und das Lernfeld benannt. Es wird eine Stundenanzahl vorgeschlagen, ggf. mit jeweiliger Differenzierung in der Altenpflege, Gesundheits- und Krankenpflege und Gesundheits- und Kinderkrankenpflege. In jedem curricularen Baustein werden die Zielgruppe und das Setting, in welchen die Lernenden die jeweiligen Ziele und Kompetenzen erreichen können, benannt. Die Zielgruppen sind sehr vielfältig und reichen über Neugeborene, Kleinkinder, Kinder, Jugendliche, Erwachsene, alte Menschen bis hin zu Familien, chronisch und akut kranken Menschen, Bettlägerige, psychisch kranken Menschen, Sterbenden und noch viele mehr.

Die Settings sind ebenfalls breit gefächert, von stationären und ambulanten Versorgungseinrichtungen, Akutkrankenhäuser, speziellen Fachbereichen in Kliniken, Geburtsklinik, Beratungsstellen, rehabilitativen Einrichtungen bis hin zu Palliativstationen und

Hospizen. Im gesamten Curriculum sind noch weitere Zielgruppen und Settings genannt. Des Weiteren gibt es eine Zielformulierung für jedes einzelne Lernfeld. Hier werden zu erreichendes Wissen, Kompetenzen und Fertigkeiten im Wortlaut dargestellt und beschrieben. Die eigentlichen Lerninhalte werden auf die verschiedenen Fächer aufgeteilt und benannt. Ebenso wird zur Vertiefung der Inhalte auf andere Lernfelder hingewiesen.

Im Curriculum sind keine konkret ausformulierten Fallsituationen enthalten. So ergibt sich für Lehrende ein gewisser Spielraum, indem sie selbst eine handlungsorientierte Fallsituation für den Unterricht entwerfen und diese mit den Schülern bearbeiten können. Die Inhalte sind sehr strukturiert auf die jeweiligen Fächer aufgeteilt. (vgl. Bayerisches Staatsministerium für Unterricht und Kultus, 2012).

2 Vergleich und Diskussion der Modellversuche

In diesem Kapitel werden die drei beschriebenen Modellversuche einander gegenübergestellt und diskutiert. So kann im Anschluss die Erstellung des curricularen Bausteins erfolgen. Um die Lesbarkeit zu vereinfachen, werden für die drei Curricula folgende Abkürzungen verwendet: Curriculum für den Modellversuch „Erprobung einer Ausbildung in der Alten-, Kranken- und Kinderkrankenpflege mit generalistischer Ausrichtung": C1, das Wannsee Curriculum: C2 und das Konzept zum Schulversuch „Generalistische Pflegeausbildung mit beruflichem Schwerpunkt" in Bayern: C3.

Die Pädagogen haben aufgrund der fehlenden Übersichtlichkeit das C2 aus der anschließenden Diskussion ausgeschlossen. Dieses Curriculum scheint in der Praxis schwer umsetzbar zu sein. Durch den fehlenden didaktischen Begründungsrahmen ist es schwer verständlich. Die genannten Lernsituationen sind nicht nachvollziehbar, da sie nicht klar formuliert wurden. Die beschriebenen Lerninhalte der einzelnen Lernsituationen werden nur sehr oberflächlich beschrieben. Außerdem sind keine Verknüpfungen zu anderen Lernsituationen bzw. Lerneinheiten ersichtlich.

Das Einzige, was hier als gut angesehen wurde, sind die integrierten Praxisaufträge für die unterschiedlichen Settings, so wird der Theorie-Praxis-Transfer hergestellt. Da die Lerninhalte nur den unterschiedlichen Wissensgrundlagen zugeordnet werden, ist es schwer, dies in Bayern umzusetzen, da eine Fächerzuteilung vorgeschrieben ist. Dieses Curriculum ist durch die Angabe der Blockeinheiten wenig flexibel. Sollte ein Lehrender ausfallen, so funktioniert das ganze System nicht mehr. Den Stundenausfall zu kompensieren und die geplanten Inhalte dennoch den Lernenden zu vermitteln, kann sich als große Herausforderung darstellen. Für die Anwendung in anderen zukünftigen Pflegeschulen werden zu wenige Inhaltsangaben gegeben, da es sich hierbei um ein schulinternes Curriculum handelt und dieses auf die einzelne Schule reduziert bzw. angeglichen wurde.

Die Curricula C1 und C3 werden hingegen sehr ausführlich dargestellt. Das C1 umfasst insgesamt eine 68-seitige Einführung. Dies kann den Leser beim ersten Kontakt mit dem Modellversuch überfordern. Allerdings ist hier ein sehr guter wissenschaftlich fundierter Begründungsrahmen vorgegeben. Dies vereinfacht die Handhabung, da wesentliche Informationen zur Entwicklung des Curriculums offengelegt werden.

Im Hauptteil des C1 sind jeden einzelnen curricularen Baustein ausformulierte Lernsituationen angegliedert. Dies ermöglicht im Unterricht eine realitätsnahe und handlungsorientierte Vermittlung der Lehr- und Lerninhalte. Allerdings wird eine Gefahr darin gesehen, dass durch die vorgegebenen Lernsituationen keine Verknüpfung mit anderen Unterrichtseinheiten oder -reihen stattfindet. Es kann passieren, dass der Lernende die Inhalte verschiedener Lernsituationen bzw. Lernbereiche nicht ausreichend miteinander in Verbindung bringen kann und somit der Transfer in die Berufspraxis nicht stattfindet. Würden hier gleiche Lernsituationen in verschiedenen Bereichen immer wieder behandelt werden, könnten die Lernenden den Umgang mit immer komplexer werdenden pflegerischen Situationen des Berufsalltags kennenlernen und berufliche Handlungskompetenz entwickeln.

Es werden die in jedem curricularen Baustein enthaltenen Empfehlungen zur Unterrichtsgestaltung bzw. der praktischen Ausbildung als gut angesehen. Da es sich um Empfehlungen handelt, wird die Individualität der Lehrenden bzw. der Ausbildungskurse nicht unnötig eingeschränkt. Vor allem für neu ausgebildete Pflegepädagogen, welche noch keine langjährige Erfahrung in der Gestaltung des Unterrichts haben, kann dies eine gute Hilfestellung und Orientierung geben.

Die formulierten Ressourcen entsprechen den jeweiligen Lernzielen des einzelnen Bausteins. Hier werden ausformulierte Lernziele bevorzugt, wie sie im Curriculum C3 enthalten sind. Dort werden die Ressourcen ebenso deutlich dargestellt wie die Kompetenzen, die erreicht werden sollen. Der Anhang des Curriculums C1 ist ebenfalls sehr ausführlich gestaltet. Er besteht aus sechs Abschnitten und ist mit sehr vielen zusätzlichen Informationen versehen. Beispielsweise macht ein Einsatzplan, welcher einen Überblick der Praxiseinsätze der Lernenden im Verlauf der Pflegeausbildung aufzeigt, aus Sicht der Autorinnen Sinn. Allerdings können solche Planungsentscheidungen nur schulintern getroffen werden, da die Kooperationspartner der verschiedenen Einsatzorte explizit benannt werden müssen.

Das Curriculum C3 ist in der Einführung ebenfalls sehr ausführlich beschrieben, allerdings wird hier kein Unterschied zwischen den verschiedenen Zielgruppen gemacht. Es werden u.a. Informationen über die Konzeption des Schulversuches, über Prüfungsformalitäten und Empfehlungen zur Ausbildungsorganisation gegeben. Des Weiteren wird hier die Fächerstruktur aufgezeigt. Da im Bayerischen Erziehungs- und Unterrichtsgesetz verankert ist, dass eine

Fächerzuweisung erfolgen muss, sehen die Autorinnen diesen Ansatz als konstruktiv an.

Im Vergleich zum C1 wird im C3 zwischen den verschiedenen Lernfeldern ein Bezug hergestellt. Aus Sicht der Autoren wird dies für die Berufspraxis an den zukünftigen Pflegeschulen Vorteile mit sich bringen, da somit die Verknüpfung innerhalb und zwischen verschiedenen Fachbereichen stattfinden kann. Somit können realitätsnahe Handlungssituationen der Fachdisziplin Pflege dargestellt und im Unterricht bearbeitet werden. Da in den einzelnen Lernfeldern die Lerninhalte auf die entsprechenden Fächer verteilt werden, könnte es Probleme bei der Konzeption des Stundenplanes geben. Hier kann der Überblick über bereits vermittelte Lehr- und Lerninhalte verloren gehen und es ist schwierig einen Bezug zu anderen Fächern herzustellen. Es werden keine klaren Angaben über die Stundenverteilung der Inhalte eines Lernfeldes für die einzelnen Fächer gemacht. Vorteil ist hierbei die dadurch entstehende Flexibilität, der Nachteil aber ist der fehlende Überblick darüber, dass alle Fächer mit Stunden zu dem einzelnen Lernfeld bedient werden.

Es wird dargestellt, wie viele Stunden in die verschiedenen Differenzierungsbereiche fallen, was für die generalistische Pflegeausbildung Sinn ergibt. Im Vergleich dazu wird im Curriculum C1 für jede Lerneinheit eine klare Stundenangabe gemacht. Damit das Curriculum C3 in der Berufspraxis eingesetzt werden kann, ist die Voraussetzung, dass die Lehrenden viel miteinander reden, die Unterrichtsinhalte miteinander abgleichen und sie als Team zusammenarbeiten. Insgesamt erscheint das Curriculum sehr gut aufgegliedert. Es ist strukturiert, stellt ein Spiralcurriculum dar und gibt gewisse Vorgaben. Allerdings lässt es auch Entscheidungsfreiräume, welche die Individualität der Lehrenden und Lernenden fördert und ermöglicht. Den Bayerischen Pflegeschulen ist bekannt, dass dieses Curriculum von der zuständigen Regierung als Empfehlung ausgesprochen wurde.

Ein ausformuliertes schulinternes Curriculum scheint für eine flächendeckende Implementierung an allen Pflegeschulen als unmöglich in der Umsetzung. Auf Länderebene werden individuelle Rahmenbedingungen festgelegt, die immer mitberücksichtigt werden müssen. So macht es Sinn, dass an vorhandenes Erfahrungswissen in der curricularen Arbeit angeknüpft wird und die Stärken der Schulversuche in ein schulinternes Curriculum eingebettet werden. Zwei weitere Vorteile der unternommenen Schulversuche sind Anhaltspunkte über zentrale Inhalte sowie eine grobe Struktur zur Gestaltung eines Curriculums, bzw. einzelner curricularer Bausteine für die generalistische Pflegeausbildung an den einzelnen Pflegeschulen.

Abschließend ist zu sagen, dass aus den Curricula C1 und C3 viele Informationen gewonnen werden konnten, welche bei der Erstellung des curricularen Bausteins Anhaltspunkte und Orientierung geben werden.

Im folgenden Kapitel wird eine didaktische Orientierung, welche der Entwicklung des curricularen Bausteins vorausgeht, dargestellt.

3 Didaktische Orientierung bei der Erstellung des curricularen Bausteins

Um einen curricularen Baustein für die generalistische Pflegeausbildung erstellen zu können, müssen sich die einzelnen Schulen im Vorfeld für einen didaktischen Rahmen entscheiden. Den Lehrenden und Lernenden wird damit eine Orientierung zu den fachspezifischen Aufgaben-, Problem- und Sachbereichen vorgegeben. Nur so ist es möglich, die Wirklichkeit des Berufsalltages in den theoretischen und fachpraktischen Unterricht zu integrieren. Die Lernfeldorientierung stellt dabei den ersten Schritt zur Erfassung der Realität in der Pflegeausbildung dar. Komplexe Aufgabenstellungen und Handlungssituationen werden in den bestehenden Rahmenlehrplänen der drei bisherigen Ausbildungsberufe den konzipierten Lernfeldern zugeordnet und können didaktisch bearbeitet werden (vgl. Sieger, 2003, S. 8-9).

Es gibt unterschiedliche didaktische Faktoren, auf welche bei der Erstellung des curricularen Bausteins eingegangen werden muss. Nach ausführlicher Recherche wurden folgende Prinzipen als relevant für die didaktische Begründung des curricularen Bausteins gesehen: die Wissenschaftsorientierung, die Handlungsorientierung und die Realitäts- und Situationsorientierung (vgl. Oelke, Meyer, & Jank, 2014, S.

18-19; Sieger, 2003, S. 8-9; Muster-Wäbs & Schneider, 1999, S. 10-11; Wittneben, 2009, S. 118-119).

Bei der Handlungsorientierung wird das Augenmerk auf die Entwicklung und Förderung der Handlungskompetenz der Lernenden gelegt. Durch eine methodische Aufarbeitung des Lerninhaltes für den Unterricht sollen die Schüler in komplexen realen Handlungssituationen kompetent handeln können. Ihre Bereitschaft und ihre Fähigkeiten sollen sich so verbessern, dass sie erkennen können, dass die Lebenswirklichkeit veränderbar ist oder sie an Veränderungen aktiv mitwirken können (vgl. Oelke et al., 2014, S. 19).

> „Da sich Handeln stets in konkreten Situationen konstruiert und umgekehrt auch die Eigenart einer Situation das konkrete Handeln bestimmt, ist es naheliegend, das zu erlernende Handeln in der Pflege in den Kontext der Berufssituation zu stellen [...]." (Sieger, 2003, S. 8)

Die Eigenverantwortung für den individuellen Lernzuwachs der Lernenden wird durch die Handlungsorientierung gefördert (vgl. Muster-Wäbs & Schneider, 1999, S. 11).

> „Voraussetzung dafür ist die Vereinbarung gemeinsamer Zieldimensionen. Handlungsorientiertes Lernen ist ganzheitliches Lernen in zweierlei Ausprägungen: 1. Lernen mit Kopf, Herz und Hand. 2. Lernen an der realen Komplexität unter Auflösung fächerbezogener Grenzen" (Muster-Wäbs & Schneider, 1999, S. 11).

Die praktische Umsetzung gelingt aktuell durch die Lernfeldorientierung.

Bei der Wissenschaftsorientierung wird vorausge-
setzt, dass pflegerische Themen immer auf den aktuellen Kenntnisstand der Pflegewissenschaft Bezug
nehmen. Somit soll sichergestellt werden, dass Unterricht immer auf wissenschaftlich fundierten Erkenntnissen aufbaut (vgl. Oelke et al., 2014, S. 19;
Sieger, 2003, S. 8). „Zum anderen geht es auch um
den Nutzen wissenschaftlichen Wissens im aufkläre-
rischen Sinne" (Oelke et al., 2014, S. 19).

Neben dem zu erwerbenden Wissen ist es wichtig,
den Lernenden Zugang zu unterschiedlichen Methoden, Theorien und aktuellen Erkenntnissen der Wissenschaft zu ermöglichen. Ihnen soll somit das Verständnis für die Wirklichkeit erleichtert werden (vgl.
Oelke et al., 2014, S. 19). Lehrende haben durch das
Prinzip der Wissenschaftsorientierung eine große
Verantwortung gegenüber den Lernenden. Sie haben
sich dazu verpflichtet, immer auf dem aktuellen
Kenntnisstand der Pflegewissenschaft zu sein. Durch
unterschiedliche Methoden, welche im Unterricht
angewendet werden, wie z.B. die Arbeit mit wissenschaftlichen Texten, gezielte Beobachtungen und
Durchführung von Experimenten, wird den Lernenden ermöglicht, die Wichtigkeit der Wissenschaftsorientierung zu erkennen. Außerdem lernen sie somit, „[...] die Kenntnisse kritisch in das eigene Pflege-
handeln aufzunehmen" (Sieger, 2003, S. 8).

Die Realitäts- bzw. Situationsorientierung beschreibt
den Bezug der Lernenden zu sich selbst, zur Umwelt
und zur Wirklichkeit. Es ist wichtig, dass die Lernenden erkennen, welche Bedeutung der Unterrichtsin-

halt für ihre weitere Entwicklung sowie für die Ausübung des Berufes hat. Der Bezug zur Realität kann abstrakt, aber auch sehr konkret sein (vgl. Oelke et al., 2014, S. 19). Um in einer Situation erfolgreich zu handeln, muss die agierende Person die Wirkung der Handlung abschätzen können (vgl. Kaiser, 1985, S. 37). Es lässt sich sagen, dass Lernende durch das Verständnis der Realitäts- und Situationsorientierung, Situationen objektiv wahrnehmen und den individuellen Pflegebedarf eines Menschen erkennen und begründen können. Außerdem zeigen Pflegesituationen eine bestimmte Rollenstruktur auf, in welcher es bestimmt ist, den Erwartungen der zu pflegenden Personen gerecht zu werden (vgl. Sieger, 2003, S. 9).

> „Für erfolgreiches, lebenslanges Lernen sind Handlungs- und Situationsbezug sowie die Betonung eigenverantwortlicher Schüleraktivitäten erforderlich. [...] das Lösen komplexer und exemplarischer Aufgabenstellungen werden im Rahmen des Lernfeldkonzeptes mit einem handlungsorientierten Unterricht in besonderem Maße gefördert." (KMK, 2011, S. 10)

„Damit wird von der KMK die „Handlungsorientierung" auf curricularer Ebene gefordert" (Stöhr, 2005, S. 14).

Bei der Erstellung des curricularen Bausteins werden die Handlungs-, Wissenschafts-, Realitäts- und Situationsorientierung berücksichtigen. Um bei der Entwicklung einer geeigneten Lernsituation immer den Bezug zur Berufspraxis herzustellen, ist die Beachtung der eben erläuterten didaktischen Orientierungen unerlässlich. Den Lernenden wird somit ermöglicht, Theorie und Praxis miteinander zu verknüpfen und die Pflegeschule kommt ihrem Bildungsauftrag nach (vgl. KMK, 2011, S. 9). Werden die erläuterten didaktischen Prinzipien bei der Entwicklung des curricularen Bausteins einbezogen, ist es möglich, dass sich bei den angehenden Pflegekräften die berufliche Handlungskompetenz entwickelt.

Wird dem fächerorientierten Unterricht das Lernfeldkonzept gegenübergestellt, dann zeigt sich, dass die Basis des lernfeldbezogenen Unterrichts nicht mehr reine Wissenschaftsorientierung ist. Es wird anstatt von Beispielen aus der Berufspraxis von einer beruflichen Problemstellung ausgegangen, welche didaktisch aufbereitet wurde und sich individuell aus dem beruflichen Handlungsfeld ergibt.

> „Das für die berufliche Handlungsfähigkeit erforderliche Wissen wird auf dieser Grundlage generiert. [...] Unmittelbarer Praxisbezug des erworbenen Wissens wird dadurch deutlich und das Wissen in den neuen Kontext eingebunden." (KMK, 2011, S. 10)

Um zukünftig die Umsetzung der Lernfeldorientierung zu ermöglichen, ist die Beachtung der vier wesentlichen Kriterien nötig. Die Entwicklung von Handlungskompetenz durch handlungsorientierten Unterricht, sowie Fächerintegration und Teamarbeit (vgl. Schneider, 2005, S. 90). Die Implementierung des Lernfeldkonzeptes bewegt sich also auf den verschiedenen Ebenen der Makro-, Meso-, und Mikroebene. Dies bedeutet auf der Makroebene die schulnahe Curriculumentwicklung und curriculare Abstimmung, auf der Mesoebene die didaktische Planung und Organisation an den Schulen und auf der

Mikroebene die Entwicklung von Lehr-Lern-Arrangements für den Unterricht (vgl. Kremer, 2005, S. 3).

4 Der curriculare Baustein Aufgaben und Konzepte der Pflege mit Fallbeschreibung

Nachdem nun alle theoretischen Grundlagen zur Erstellung des curricularen Bausteins erfasst sind, wird mit der Umsetzung begonnen. Es wird sich bei der Entwicklung an den Mordellversuchen C1 und C3 orientiert. Diese beiden Schulversuche kommen den Vorstellungen der Pädagogen sowie dem didaktischen Begründungsrahmen am nächsten. Im Mittelpunkt der generalistischen Pflegeausbildung steht die sog. „theoriegeleitete Pflegeprozesssteuerung" bei der Pflege und Begleitung von Menschen aller Altersgruppen.

Der Aufbau des curricularen Bausteins besteht aus einer Kopf- und Fußzeile, um den einzelnen Baustein im gesamten Curriculum zuordnen zu können und eventuelle Veränderungen für das Qualitätsmanagement (QM) nachvollziehbar zu machen. In der Kopfzeile werden das Ausbildungsjahr und das zugeordnete Fach vermerkt, in welchem die Lehr- und Lerninhalte vermittelt werden sollen. Ebenso wird die Gesamtstundenzahl für die Lernsituation festgelegt. Der curriculare Baustein ist mit einer Nummer versehen, die sich aus dem Ausbildungsjahr, dem Lernfeld und der Lernsituation zusammensetzt. So kann der Baustein explizit zugeordnet werden.

Die Fußzeile ist eine sog. Lenkungszeile. Hier werden QM relevante Angaben hinterlegt. Der Titel des Lernfeldes lautet „Aufgaben und Konzepte der Pflege" verbunden mit dem Namen der Lernsituation „Pflege von Menschen planen, durchführen, dokumentieren und evaluieren". Das Fach nennt sich „Pflege und Pflegewissenschaft", dies wurde aus dem Curriculum C3 übernommen.

Im Kernstück des curricularen Bausteins werden zuerst die Lernziele und Kompetenzen ausformuliert. Dies fand in Anlehnung an die gewonnen Informationen aus dem Curriculum C3 statt. Die selbstständige Anwendung des Pflegeprozesses wird in der Zukunft angehender Pflegefachmänner und Pflegefachfrauen eine zentrale Rolle spielen. In der Ausbildungs- und Prüfungsverordnung ist diese Anforderung als Prüfungsbestandteil schriftlich verankert. Den Lernenden wird somit bereits während der Ausbildung aufgezeigt, dass die Informationssammlung, das Erkennen des Pflegebedarfs und der Ressourcen eines Patienten sowie die Zielsetzung, Planung und Durchführung von Pflegeinterventionen und die anschließende Evaluation und Dokumentation ihrer durchgeführten Pflege einen großen Stellenwert einnimmt.

Außerdem müssen die Lernenden die Anwendung von Pflegeassessmentinstrumenten sowie die Pflegediagnostik beherrschen. Die Selbstreflexion im Pflegealltag dient dem Lernzuwachs des Lernenden. Nur so können sie ihr berufliches Tun verstehen und berufliche Handlungskompetenz entwickeln. Diese genannten Punkte finden sich in der Lernzielformulierung und in den Lehr-und Lerninhalten des curricularen Bausteins wieder.

Nachfolgend werden die einzelnen Themenbereiche der Lernsituation sowie eine differenzierte Stundenverteilung festgelegt. Diese Themenbereiche werden mit Lehr- und Lerninhalten bestückt. Sie geben den Lehrenden eine Orientierung für die Inhalte einzelner Unterrichtseinheiten vor. Hier wurden die festgelegten Inhalte aus C1 und C3, aber auch eigene Erfahrungswerte berücksichtig. Die zugeordneten Inhalte begründen sich aus der Lernzielformulierung.

Anschließend werden Empfehlungen zu den Bereichen Verweise, Leistungsnachweise und Methoden gegeben. Bei den Verweisen werden Informationen zu Fallsituationen, Praxisaufträgen und eine Verknüpfung zu anderen Lernfeldern bzw. Lernsituationen hergestellt. Um in der theoretischen Ausbildung realitäts- und handlungsorientiert vorgehen zu können, muss den Lernenden die Möglichkeit gegeben werden, anhand von Fallbeispielen die Inhalte der Pflegeprozesssteuerung zu vertiefen. So wird ein Bezug zu den Praxiseinsätzen hergestellt und die Lernenden können eigene Erfahrungen in den Unterricht einbringen.

Bei der Empfehlung der Leistungsnachweise wird eine schriftliche, mündliche und praktische Prüfungsleistung als angemessen angesehen. Dies spiegelt die Anforderungen der Abschlussprüfung wider. Zuletzt werden Methodenvorschläge genannt. Es bietet sich hier die Fallbearbeitung, das Stationenlernen sowie die Durchführung von praktischen Übungen an. So kann theoretisches Wissen vermittelt und angewendet werden. Die Methodenvorschläge dienen lediglich der Ideenfindung der Lehrenden. Sie sind nicht verpflichtend, wodurch die Individualität der Lehrenden gewahrt bleibt und somit auch schülerorientiert agiert werden kann.

Ausbildungsjahr 1		
Lernfeld 1	Aufgaben und Konzepte der Pflege	**Nr.**
Lernsituation 1	Pflege von Menschen planen, durchführen, dokumentieren und evaluieren	**111**
Fach	Pflege und Pflegewissenschaft	
Unterrichtseinheiten	90	

Lernziele und Kompetenzen

Die Lernenden sind in der Lage, genau zu beobachten und sich in die Lebens- und Erfahrungswelten Menschen aller Altersklassen hineinzuversetzen. Sie nehmen die Selbstpflegefähigkeit, ihre familiäre Situation, Wünsche und Gewohnheiten wahr und erfassen diese. Die Lernenden sind in der Lage, die vorhandenen Ressourcen und das soziale Netzwerk zu erkennen, zu fördern und zu unterstützen.

Nach einer Pflegeanamnese bzw. einem Pflegeassessment (Risikoeinschätzung) beurteilen die Lernenden die Situation des Menschen und deren soziales Umfeld. Sie kennen Instrumente zur Potenzialerkennung und wenden diese an. Sie arbeiten mit den Pflegediagnosen (z.B. NANDA) und legen den konkreten Bedarf des Menschen an pflegerischen Leistungen (Pflegeinterventionen) in Zusammenarbeit mit dem Menschen und deren Angehörigen fest. Dabei handeln sie die Pflegeinterventionen aus und führen die Pflege entsprechend der Planung durch. Die Lernenden dokumentieren den gesamten Pflegeprozess. Sie sichern und kontrollieren die Qualität der Pflege, überprüfen und bewerten (Evaluation) die insgesamt erbrachten Pflegeleistungen mit dem zu pflegenden Menschen und deren Angehörigen. Die Lernenden nehmen die Pflege als Prozess wahr, steuern diesen selbstverantwortlich und führen eine Selbstreflexion durch.

Themenbereich	Lehr- und Lerninhalte
Pflegediagnostik 20 UE	• Definitionen der North American Nursing Diagnosis Association (NANDA), des Internationalen Pflegeverbandes (ICNP) • Stellung der Pflegediagnosen im Pflegeprozess • Typen und Bestandteile von Pflegediagnosen • Erstellen von Pflegediagnosen • Pflegeassessments
Planung, Durchführung und Evaluation der Pflege 20 UE	• Planung der Pflegeziele • Planung der Pflegemaßnahmen • Formulierung der Pflegemaßnahmen • Durchführung der Pflegemaßnahmen • Evaluation der Pflege • Grenzen der Pflegeplanung
Pflegeprozess 30 UE	• Anwendung und Analyse des Pflegeprozesses anhand von „Fällen" und Pflegeverläufen in verschiedenen Settings aller Altersgruppen
Pflegesupervision 10 UE	• Beratung, Anleitung und Aufsicht der zu pflegenden Menschen aller Altersgruppen
Dokumentation und Reflexion 10 UE	• Dokumentation von Wahrnehmungen und Beobachtungen • Pflegedokumentation als Instrument der prozessorientierten Pflege • Umgang mit verschiedenen Dokumentationssystemen • Ziele und Zweck der Pflegedokumentation • Selbstreflexion

Empfehlungen

Verweise	• Fallsituation 111 • Ggf. Verweis zu anderen Lernfeldern bzw. Lernsituationen (z.B. Anwendung des Pflegeprozesses bei speziellen Erkrankungen) • Praxisauftrag „Erstellen einer Pflegeplanung"
Leistungsnachweise	• 1 schriftlicher Leistungsnachweis • 1 mündliche Leistungsnachweis • 1 praktischer Leistungsnachweis im Rahmen der Praxisbegleitung
Methoden	• Fallbearbeitung • Stationenlernen • Praktische Übungen

Ausbildungsjahr 1		
Lernfeld 1	Aufgaben und Konzepte der Pflege	Fall
Lernsituation 1	Pflege von Menschen planen, durchführen, dokumentieren und evaluieren	111
Fach	Pflege und Pflegewissenschaft	
Methode	Fallbearbeitung	

Herr Böhm

Pflegefachmann Chris hat erstmalig die Pflege von Herrn Böhm (70 Jahre) übernommen. Herr Böhm hatte vor vier Wochen eine Hüftoperation und ist vor zwei Tagen im Altenheim eingezogen. Seine Angehörigen können ihn zu Hause leider nicht versorgen und haben deshalb für ihn einen Pflegeplatz gesucht. Nachdem Pflegefachmann Chris am Vortag das Aufnahmegespräch durchgeführt hat, setzt er sich nun ins Dienstzimmer um die Pflegeplanung zu erstellen. Ebenfalls möchte er aufschreiben was er getan und beobachtet hat. Hierzu verwendet er zunächst das Maßnahmeninformationsblatt im digitalen Dokumentationssystem. Mit seinem Handzeichen markiert Chris durchgeführte Maßnahmen. Im Pflegeberichteblatt vermerkt Chris welche relevanten Beobachtungen er bei Herrn Böhm gemacht hat. Ihm ist aufgefallen, dass Herr Böhm kognitive Defizite bei der Umsetzung bzw. bei der Mithilfe der Körperpflege zeigt. Außerdem ist die Mobilität noch deutlich eingeschränkt...

Lehr- und Lerninhalte der Lernsituation:

- Die Pflegefachkraft befasst sich mit der Planung der Pflege für eine konkrete Person oder Personengruppe
- Die Pflegefachkraft führt die Planung alleine oder im Gespräch mit der pflegebedürftigen Person durch
- Die Pflegefachkraft ist mit der Festlegung und Überprüfung der Pflegeintervention vertraut
- Pflegemaßnahmen und Beobachtungen am Patienten sowie die Reaktion auf die durchgeführte Pflege werden schriftlich dokumentiert
- Die Dokumentation dient der Sicherung der Pflegequalität und/oder der Legitimation der erbrachten Leistungen
- Die Pflegefachkraft befasst sich mit dem vorhandenen Dokumentationssystem

5 Fazit und Reflexion

Ziel dieses Beitrages war es, einen curricularen Baustein für die generalistische Pflegeausbildung zu entwickeln. Zu Beginn wurde sich mit drei bereits vorhandenen Modellversuchen auseinandergesetzt. Die Schulversuche wurden beschrieben, anschließend kritisch diskutiert und Vor- und Nachteile herausgearbeitet.

Es wurde sich anschließend mit den theoretischen Grundlagen beschäftigt, die für die Erstellung von Bedeutung sind. Außerdem wurden bei einer Recherche verschiedene didaktische Modelle gesetzliche Vorgaben und Richtlinien genauer betrachtet. Da es allerdings noch keinen Rahmenlehrplan gibt, lag die Entscheidung bei den Pädagogen, wie der curriculare Baustein aufgebaut wird. Unter Berücksichtigung der didaktischen Orientierung, welche für die generalistische Pflegeausbildung unerlässlich scheint, erstellten sie den curricularen Baustein. Da Handlungs-, Wissenschafts- sowie Realitäts- und Situationsorientierung in der generalistischen Pflegeausbildung wichtige Grundprinzipien darstellen, wurde sich daran orientiert.

Auf Grundlage der gewonnenen Informationen und Erkenntnisse aus dem Vergleich der Modellversuche konnte der curriculare Baustein entworfen werden. Hier stellte sich heraus, dass dies sehr viel Zeit in Anspruch nimmt und mit sehr hoher Verantwortung verbunden ist. Denn hier wird die gesamte Ausbildung der zukünftigen Pflegefachkräfte geplant und organisiert. Es wurde der Inhalte des Lernfeldes sowie die Lernziele festgelegt. Außerdem wurden Informationen eingearbeitet, wie die Stundenverteilung und Empfehlungen für Verweise auf andere Lernfelder, Methoden und Leistungsnachweise. Ebenso ist es wichtig, ggf. Verweise auf andere Lernfelder einzuarbeiten, um den Inhalt mit anderen Wissensbereichen verknüpfen zu können. Damit kann für die Schüler ein kontinuierlicher Wissenserwerb stattfinden. Da die Fächerzuweisung in Bayern vorgegeben ist, wurde auch das entsprechende Fach in den curricularen Baustein integriert.

Die Erarbeitung und Begründung der Lerninhalte für den curricularen Baustein erfolgte unter Berücksichtigung der beschriebenen und analysierten Modellversuche und des vorhandenen Erfahrungswissens. Nachdem der Baustein mit Lerninhalten bestückt war, wurde im Rahmen des realitäts- und handlungsorientierten Lernens ein möglichst praxisorientiertes Fallbeispiel entwickelt.

Die Erkenntnis ist, dass es verschiedene Möglichkeiten gibt einen curricularen Baustein zu erstellen. Es ist von großer Bedeutung, bereits im Vorfeld einen didaktischen Begründungsrahmen festzulegen. Erst dann kann die Erstellung der expliziten curricularen Bausteine erfolgen. Da die Ausbildung einheitlich stattfinden soll und eine hohe pflegerische Qualität gewährleistet sein muss, benötigen Pflegeschulen ein gut aufbereitetes Gesamtcurriculum. Dadurch wird Teamteaching erleichtert, da alle Lehrenden die Inhalte aus allen Bereichen einsehen können.

Somit kann an andere Unterrichte und an die Erfahrungen der Lernenden aus der Praxis angeknüpft werden. Neue Lehrkräfte können einen strukturierten Überblick über sämtlich Lerninhalte in den einzelnen Ausbildungsjahren bekommen. Die Autorinnen sind der Meinung, dass das Lernen mit möglichst realen Lernsituationen einen unerlässlichen Faktor in der zukünftigen Pflegeausbildung darstellt. Denn nur, wenn die angehenden Pflegefachmänner und Pflegefachfrauen lernen, ihr Theoriewissen in der Praxis anzuwenden und in komplexen Pflegesituationen kompetent zu handeln, ist eine professionelle Pflege gewährleistet.

Es ist möglich, dass in der Generalistik höchstwahrscheinlich in der theoretischen Ausbildung nur noch ein Grundstein für die Praxis gelegt werden kann. Deshalb werden das Ineinandergreifen und eine gute Strukturierung der einzelnen curricularen Bausteine in der Zukunft sehr wichtig sein. Außerdem stellt die Curriculumsarbeit im Rahmen der Schulentwicklung für die generalistische Pflegeausbildung einen Prozess dar. Dieser Prozess wird nie abgeschlossen sein. Immer wieder muss in regelmäßigen Abständen das gesamte Curriculum bzw. einzelne curriculare Bausteine evaluiert und angepasst werden.

Literatur

Hundenborn, G. & Brühe, R. (2004). Curriculum für den Modellversuch "Erprobung einer Ausbildung in der Alten-, Kranken- und Kinderkrankenpflege mit generalistischer Ausrichtung". Deutsches Institut für angewandte Pflegeforschung e.V.

Kaiser, A. (1985). Sinn und Situation. Grundlinien einer Didaktik der Erwachsenenbildung. Bad Heilbrunn / Obb.: Klinkhardt.

KMK (2011). Handreichung für die Erarbeitung von Rahmenlehrplänen der Kultusministerkonfe-renz für berufsbezogenen Unterricht in der Berufsschule und ihre Abstimmung mit Ausbildungsordnungen des Bundes für anerkannte Ausbildungsberufe. Berlin: Kultusministerkonferenz.

Kremer, H.-H. (2005). Lernfelddidaktik in der Praxis beruflicher Bildung. In Themenbereiche und Lernfelder im Pflegeunterricht. München: Urban & Fischer, S. 1-12.

Muster-Wäbs, H. & Schneider, K. (1999). Vom Lernfeld zur Lernsituation. Bad Homburg vor der Höhe: Gehlen.

Oelke, U., Meyer, H. & Jank, W. (2014). Didaktik und Methodik für Lehrende in Pflege- und Gesundheitsberufen. Berlin: Cornelsen.

Schneider, K., Barkmann, E. & Depping, D. (2005). Curricularer Umsetzungsauftrag von Gesundheits- und Pflegeschulen. In Themenbereiche und Lernfelder im Pflegeunterricht. München: Urban & Fischer, S. 44-56.

Sieger, M. (2003). Pflegepädagogik für Studium und Praxis. Heidelberg: Springer.

Stöhr, M. (2005). Themenbereiche und Lernfelder im Pflegeunterricht. München: Urban & Fischer.

Wittneben, K. (2009). Leitlinien einer kritisch-konstruktiven Pflegelernfelddidaktik. In C. Olbrich, Modelle der Pflegedidaktik. München: Elsevier, S. 105-121.

CLAUDIA REIMER

Curriculare Bausteine als Basis der Unterrichtsreihenplanung am Beispiel chronischer Schmerz bei onkologischen Patienten

Zusammenfassung

Im Zuge der Verabschiedung des Pflegeberufe-reformgesetzes von 2017 werden die drei etablierten eigenständigen Ausbildungen Gesundheits- und Krankenpflege, Gesundheits- und Kinderkranken-pflege und Altenpflege zur sogenannten generalisti-schen Pflegeausbildung in Deutschland zusammenge-fasst. Ziel ist es, den neuen Herausforderungen für die Gesundheitsberufe, bedingt durch medizinische, demografische, sozioökonomische und wirtschaftli-che Veränderungen, zukünftig gerecht werden zu können.

Das Ausbildungskonzept umfasst zwei Wege, die den Auszubildenden ermöglicht werden können. Dabei ist erst einmal allen die generalistisch ausgerichtete Ausbildung über einen Zeitraum von zwei Jahren gemeinsam. Dann kann einerseits der Weg der Fort-setzung der generalistischen Ausbildung gewählt

werden, welcher mit dem Berufsabschluss „Pflege-
fachfrau" oder „Pflegefachmann" endet.

Andererseits kann eine Schwerpunktsetzung im Bereich Versorgung alter Menschen oder Versorgung
von Kindern und Jugendlichen erfolgen und somit ein
gesonderter Abschluss in der Alten- oder Gesund-
heits- und Kinderkrankenpflege erworben werden.

Diese Entwicklung stellt die Schulen des Gesundheitswesens vor die Aufgabe, die in einigen Bundesländern vorhandenen Rahmenlehrpläne hinsichtlich
der Erstellung eines Schulcurriculums zu durchden-
ken und ein Modell als Basis eigener curricularer
Entwicklungsarbeit zu wählen. Lehrende sind somit
aktuell in der Situation, sich mit der Thematik Curriculumentwicklung auseinandersetzen zu müssen.
Dies bietet die Chance im konstruktiven Austausch
den Fachbezug, die Methodik und die Didaktik eines
Curriculums aufzubereiten und weiterzuentwickeln.

Die vorliegende Ausarbeitung vergleicht einige Modelle der Curriculumentwicklung unter dem Aspekt
des kompetenzorientierten Unterrichtens. Sie geht
der Frage nach, welches Modell einen geeigneten
Rahmen bilden könnte, um curriculare Bausteine in
der generalistischen Ausbildung zu erstellen. Exemplarisch wird der Vorschlag eines solchen Bausteins
zum Thema „Chronischer Schmerz am Beispiel Onkologischer Patient" ausgearbeitet.

1. Aspekte zur Konzeptionierung eines Curriculums

Auf Länderebene liegen aktuell mehrere Modelle zur curricularen Entwicklung vor, die teilweise bereits evaluiert wurden, beispielsweise das Heidelberger Curriculum (vgl. Schmidt-Richter, 2012) und das Konzept zur generalistischen Pflegeausbildung in Bayern des ISB (vgl. ISB, 2012). Aufgabe der Schulen des Gesundheitswesens und somit Aufgabe der Lehrenden ist es, anhand eines geeigneten Modells ein realisierbares und qualitätsförderndes Curriculum zu entwickeln, umzusetzen und zu evaluieren.

1.1 Begriffliche Abgrenzung

Zunächst stellt sich die Frage nach der Definition des Begriffs Curriculum. Nach Oelke und Meyer ist in einem Curriculum das „inhaltliche Profil eines Ausbildungsganges" abgebildet (vgl. Oelke & Meyer, 2014, S. 389). Nach Robinsohn (1967, zit. nach Schmid & Klenk, 2018) ist der Begriff Curriculum vom Begriff Lehrplan und Unterrichtsentwurf insofern abzugrenzen, dass im Curriculum Unterricht unter Einbeziehen wissenschaftlicher Erkenntnisse begründet wird, Lernziele und Inhalte im Hinblick auf Kompetenzerwerb zur Bewältigung gegenwärtiger und zukünftiger Situationen betrachtet werden und der curriculare Entwicklungsprozess in Konsensbildung von Steuerungs- und Konzeptionierungsgruppen legitimiert wird.

1.2 Berufspädagogische Einflussfaktoren auf Makroebene

Geht man, wie es Greb (2013, S. 10-11) formuliert, davon aus, dass ein Curriculum die Aufgabe hat, den Ansprüchen aus den Bereichen Gesellschaft und Bildungspolitik und den daran angeknüpften, teils unvereinbar wirkenden Ansprüchen im Kontext mit Marktwirtschaft, Beruf, Wissenschaft und Lebenswelt gerecht zu werden, stehen die Entwickler, also die Lehrenden, vor der Herausforderung, ein didaktisch-methodisches Konzept zu entwickeln, das die Auszubildenden kompetenzorientiert auf das Tätigkeitsfeld vorbereitet.

Curriculumentwicklung ist als Projekt zu verstehen. Somit findet sich neben den charakteristischen Bausteinen des Projektmanagements eine Phasenstrukturierung in Start-, Erarbeitungs- und Realisierungsphase (vgl. LIS, 2015, S. 9).

In Anbetracht der Berufsfelddidaktik im Bereich Pflege ist curriculare Arbeit verknüpft mit der Berücksichtigung der beteiligten Ebenen. Zu nennen ist zum einen die bildungspolitische und gesellschaftliche Ebene inklusive der Einflüsse der Bezugswissenschaften. Zum anderen die institutionelle und organisationsbezogene Ebene mit dem Schwerpunkt Qualitätsmanagement und Schulentwicklung. Auch die Ebene der Didaktik im Hinblick auf Entscheidungen bestimmter Modelle und Prinzipien, die sich in der Unterrichtsplanung und -durchführung widerspiegeln. Eine vierte Ebene bildet die sichtbare Kompetenz in Form von Performanz, wie es als Forderung nach professionellem Handeln im DQR verschriftlicht ist.

1.3 Berufspädagogische Einflussfaktoren auf Mesoebene

Curriculumentwicklung kann auch als Problemlöseprozess verstanden werden, in dem sich die Lehrenden aktiv damit auseinandersetzen, welche institutionelle Rahmenbedingungen berücksichtigt werden müssen, was das übergeordnete Ausbildungsziel ist (Plan), welche Lehr-Lernziele und Lerninhalte im Berufsfeld Pflege bestimmt werden, welche Kompetenzen erforderlich sind und welche Lernvoraussetzungen und -bedürfnisse die Auszubildenden mitbringen (Plan), welche curriculare Konstruktion tonangebend ist und implementiert werden soll (Do), wie die interne und externe Evaluation erfolgen soll (Check) und welche Schlussfolgerungen und Adaptionen umgesetzt werden sollen (Act) (vgl. Niethammer et al., 2014, S. 34).

Neben dem Blick auf Qualitätsentwicklung und Quali-
tätserhalt dient die Erstellung des Curriculums der
Schulentwicklung und ist wesentlicher Bestandteil
des Schulportfolios beziehungsweise des Schulpro-
fils. In diesem Zusammenhang spielt auch das Leitbild jeder Schule eine Rolle, das im besten Falle Berücksichtigung bei der Entwicklung des Curriculums
findet.

1.4   Berufspädagogische Einflussfaktoren auf Mikro-
ebene

Nach dem Blick auf die übergeordneten Bereiche
lohnt es sich, auf die Systematisierung von Curricula
zu blicken. Greb zitiert diesbezüglich Lipsmeier (vgl.
Lipsmeier, 2000, zit. nach Greb, 2013, S. 15), der zum
einen von Prinzipien der Konzeptionierung und zum
anderen von Prinzipien der Strukturierung spricht.
Dabei begründen die Konzeptionierung eines Curriculums das Wissenschafts-, Persönlichkeits- und Si-
tuationsprinzip. Die Strukturierung begründen insbesondere formale Aspekte. So kann der Aufbau kon-
tinuierlich stufenförmig oder spiralig sein oder in
diskontinuierlicher Form fächerübergreifend und
fächerintegrativ sein. Entsprechend dem zugrunde
gelegten didaktischen Modell finden sich exemplarische (Klafki), fall- oder lernfeldorientierte, struktur-
gitterförmige (Blankertz), kategoriale (Klafki) oder

projektförmige (Frey) Ausrichtungsmerkmale. Dabei sind sinnvolle Kombinationen durchaus möglich.

Es gilt, um mit einem Blick auf die Kompetenzorientierung zu schließen, ein Curriculum mit Lehr-Lern-Arrangements zu entwickeln, welches als Ziel die berufliche Handlungskompetenz der Auszubildenden fokussiert und daher Lernziele hinsichtlich personaler, sozialer, fachlicher und methodischer Kompetenz generieren sollte.

2. Analyse verschiedener Modelle zur Curriculumentwicklung in Bezug auf die Kompetenzentwicklung Pflegender

Dieses Kapitel fasst drei ausgewählte Modelle der Curriculumentwicklung zusammen und stellt soweit möglich Besonderheiten heraus.

Es handelt sich um curriculare Modellversuche für eine generalistische Ausbildung in der Pflege. Arbeitsgruppen in den verschiedenen Bundesländern haben in Kooperation mit oder im Auftrag von Landesministerien auf Lehrplänen basierende curriculare Konzepte erarbeitet.

2.1 Curriculum für den Modellversuch des Landes Nordrhein-Westfalen

Das Curriculum für den Modellversuch „Erprobung einer Ausbildung in der Alten-, Kranken- und Kinderkrankenpflege mit generalistischer Ausrichtung" wurde von Hundenborn und Brühe im Auftrag des Ministeriums für Arbeit, Gesundheit und Soziales des Landes Nordrhein-Westfalen erstellt. Der Modellversuch wurde wissenschaftlich begleitet und evaluiert. Er beschreibt eine dreijährige Ausbildung mit 2100 Stunden Theorie und 2500 Stunden Praxis sowie mit zusätzlichen 200 möglichen Theoriestunden. Die folgenden Ausführungen beziehen sich auf Hundenborn und Brühe (2005, S. 3-20).

Die zugrundeliegenden curricularen Theorien von Siebert, Kaiser und Hundenborn/Kreienbaum werden beschrieben. Ebenso das pädagogische sowie das pflegerische Leitbild.

Einleitend werden Hintergründe und Intention der Leitungsgruppe formuliert. Anschließend werden die Grundsätze dargestellt, die sich auf die Konzeptionierung ausgewirkt haben. Das Konzept wird in einen ersten Grundlagenteil und einen zweiten Vertiefungsteil, bestehend aus der Beschreibung der Lerneinheiten, gegliedert. Ein dritter Teil liefert verschiedene Planungs- und Organisationshilfen.

Das Curriculum ist in drei fächerintegrative Lernbereiche geteilt, die wiederum in fächerintegrative Teilbereiche mit Kompetenzschwerpunkten gegliedert sind. Berücksichtigt wird hierbei entsprechend der generalistischen Ausrichtung die Beachtung altersabhängiger Besonderheiten der Patienten. Als kleinste strukturelle Einheit werden Lerneinheiten beschrieben, auf deren Grundlage sowohl theoretischer Unterricht als auch die Praxisanleitung geplant werden. Diese Systematik wird in einer einheitlichen Matrix für das gesamte Curriculum angewandt. Neben Angaben zur Lerneinheit, in der sich der Schwerpunkt der zu fördernden Handlungskompetenz wiederfindet, zum Lernbereich und Teilbereich, findet man die Gesamtstundenzahl für die jeweilige Lerneinheit, das Ausbildungsjahr und die Code-Nummer.

Es folgt eine fallbezogene Situationsbeschreibung, die im Unterricht als Ausgangssituation verwendet werden könnte. Die Merkmale dieser Situationsbeschreibung werden nochmals gesondert aufgelistet und dienen als Hinweis für weitere verwandte Situationen, die von Lehrenden und Praxisanleitern gewählt werden könnten.

Ebenso werden Ressourcen formuliert, die hinsichtlich der zu entwickelnden Kompetenzen die erforderlichen Lernvoraussetzungen nennen. Betitelt werden sie mit den Begriffen „Wissen", „Können" und „Einstellungen".

Empfehlungen zur Unterrichtsgestaltung liefern Lehrenden konkrete Hinweise für die Unterrichtsmethodik. Die Entwickler weisen in den Erläuterungen hierzu explizit auf problembasiertes Lehren, Transferlernen sowie auf die Selbstreflexion der Auszubildenden hin. Über die Rolle der Lehrenden erfährt man an dieser Stelle, dass sie sich als Lernbegleiter eher im Hintergrund halten sollen, um selbstgesteuertes Lernen zu fördern. Die Matrix schließt mit einer Empfehlung zur Gestaltung der praktischen Ausbildung. Hierdurch wird der enge Bezug von Theorie und Praxis betont und die Notwendigkeit einer engen Abstimmung und Zusammenarbeit mit den Praxisanleitern.

Auf entsprechend kompetenzorientiert abzuhaltende Lernkontrollen und Prüfungen wird hingewiesen.

Eine ausführliche Darstellung wird dem pädagogischen Auftrag im Zusammenhang mit dem Kompetenzerwerb gewidmet. Betont werden die Berücksichtigung der verschiedenen Lebensabschnitte und der unterschiedlichen Versorgungssettings. Es wird darauf hingewiesen, dass die in den anerkannten Weiterbildungen vermittelten Kompetenzen nicht Gegenstand der generalistischen Ausbildung sind.

Folgende Merkmale kann man in positivem Sinn herausheben: die übergeordneten Lernbereiche sind sehr offen formuliert und lassen genügend Raum für die Zuordnung der Lerneinheiten. Es wird darauf geachtet, Lehrende mit fachspezifischer Erfahrung im Bereich Altenpflege, Kinderkrankenpflege oder Krankenpflege im Unterrichtsgang entsprechend einzusetzen. Praxisanleiter spielen eine wichtige Rolle und werden eng in die Planung und Durchführung eingebunden. Der Einsatz von konkreten, beschriebenen Fallsituationen wird bereits im Curriculum fixiert und zieht sich als roter Faden durch das Konzept des Ausbildungsgangs.

Man müsste hierbei darauf achten, dass bei der Formulierung und Darstellung der Lernsituation sensibel vorgegangen wird, wenn sie ausschlaggebend für eine Vielzahl von nachfolgenden Unterrichtseinheiten sein könnte. Man kann erfreulicherweise sagen, dass nicht auf einem Theorie-Praxis-Transfer beharrt wird, sondern auch ein Praxis-Theorie-Transfer für eine geeignete Struktur gehalten wird. Das erleichtert möglicherweise die Planung von Theorieblöcken und Praxiseinsätzen.

Bemerkenswert ist auch der Anspruch, allen Beteiligten, inklusive den Auszubildenden selbst, das Curriculum transparent machen zu wollen und dies somit nicht als Instrument mit behaftetem Hoheitsdenken anzusehen.

2.2 Das Konzept zum Schulversuch Generalistische Pflegeausbildung in Bayern

Das Konzept zum Schulversuch „Generalistische Pflegeausbildung mit beruflichem Schwerpunkt" in Bayern wurde vom Bayerischen Staatsministerium für Unterricht und Kultus und dem Staatsinstitut für Schulqualität und Bildungsforschung München begleitet und stellt eine Weiterentwicklung verschiedener Projekte, insbesondere derjenigen der Akademie am Städtischen Klinikum München und der BFS für Altenpflege der Hans-Weinberger-Akademie der AWO e.V. dar.

Das Modell sieht eine zweijährige gemeinsame Ausbildung vor, an die sich eine einjährige Differenzierungsphase zu den Bereichen Altenpflege, Krankenpflege oder Kinderkrankenpflege anschließt. Für den generalistischen Teil der theoretischen Ausbildung sind 1700 Stunden vorgesehen, für den Differenzierungsteil 400 Stunden. Die praktische Ausbildung umfasst mindestens 2500 Stunden, die differenziert in einzelne Schwerpunktbereiche und andere Settings der Pflegebedürftigen zu absolvieren sind. Die folgenden Ausführungen beziehen sich auf Leike et al. (2012, S. 3-14).

Einleitend wird das berufliche Pflegeverständnis erläutert, welches dem Konzept zugrunde liegt. Hier werden die im Krankenpflegegesetz verankerten Aspekte von Pflege in allen Lebensabschnitten und in den Dimensionen physisch, psychisch und spirituell erwähnt, ebenso die Aspekte Prävention und rehabilitative und palliative Versorgung des Menschen.

Des Weiteren wird auf das Lernfeldverständnis eingegangen. Auch die Situationsorientierung wird betont, die auf den Erwerb der beruflichen Handlungskompetenz abzielt und mit Hilfe der Fachwissenschaften dazu beitragen soll, Inhalte und Zusammenhänge zu erweitern. Eine Vorgehensweise für die curriculare Entwicklung bezieht im vorliegenden Modell fünf Schritte ein: erstens eine systematische Berufsfeldanalyse; zweitens eine Datenanalyse der Beteiligten, des Settings, der Pflegephänomene, der Pflegehandlungen und deren Konzepte; drittens eine Lernfeldzusammenstellung, die der beruflichen Fallsituation entspricht; viertens eine spezifische Anordnung der gebildeten Lernfelder im Ausbildungsverlauf, sodass Kompetenzen und Inhalte aufeinander aufbauen und schrittweise zur beruflichen Handlungskompetenz führen können; fünftens eine entsprechenden Ziel- und Inhaltsformulierung.

Auf die vielfältigen Einsatzbereiche in der generalistischen Ausbildung wird insofern eingegangen, dass

Kooperationsempfehlungen ausgesprochen werden. Entsprechend wird auf das Einhalten der Kompetenzen der Lehrenden verwiesen. Es wird zu einem den drei Ausbildungsrichtungen entsprechenden Lehrer-Trio pro Klasse geraten. Bei mangelnder Kompetenzdurchmischung sind diese mit Hospitationen im Fachbereich nachzuholen. Andere Unterrichte der Bezugsdisziplinen können in Kooperation mit entsprechend qualifizierten Dozenten abgedeckt werden. Praxisbegleitung ist in erster Linie von den Lehrenden zu erbringen, kann aber auch in Zusammenarbeit mit Praxisanleitern erfolgen.

Angaben zum schriftlichen, mündlichen und praktischen Teil der staatlichen Prüfung werden gemacht.

Das Konzept beschreibt 25 Lernfelder, die inhaltlich aufeinander abgestimmt sind und in mehreren, sich aufeinander beziehende Lernsituationen angewandt werden können. Auf eine Feinstrukturierung der Lernfelder durch Lernsituationen wird hier verzichtet und obliegt den Lehrenden. Die Reihenfolge der Lernfelder ist nicht als starr zu betrachten, empfohlene Stundenrichtwerte können entsprechend angeglichen werden. Für das Lernfeld 15 „Patientinnen und Patienten am Lebensende pflegerisch unterstützen" wird vermerkt, dass der empfohlene Stundenumfang nicht verändert werden sollte, da schulinterne Variationsmöglichkeiten im Umgang mit dieser

Thematik ein gewisses Stundenkontingent notwendig machen.

Obwohl die Reihenfolge der Lernfelder nicht starr ist, werden Empfehlungen zur Anordnung generell ausgesprochen. Es werden im Ausbildungsverlauf die Settings stationär (erstes Ausbildungsjahr) und ambulant (zweites und drittes Ausbildungsjahr) durchlaufen. Das Lernfeld 1 spiegelt die aktuelle Situation der Auszubildenden im Setting Schule mit der Situation der Kontaktaufnahme mit Patienten wider. Dies könnte der Selbsterfahrung und Selbstreflexion dienen und helfen, empathisches Handeln zu entwickeln. Im weiteren Verlauf der Lernfelder wird auf den settingbedingten Kompetenzzuwachs gebaut und eine Steigerung der Komplexität entsprechend der Praxiserfahrung auch in den theoretischen Unterricht und somit in komplexe Fallsituationen implementiert.

Die Lernzielformulierung richtet sich nach dem Dreischritt bestehend aus Kenntnissen und Fertigkeiten, Fähigkeiten zum Fallverstehen sowie Deutungsfähigkeit und der kritisch-konstruktiven Reflexion der Alltagssituation.

Die Matrix sieht nun so aus, dass der Bezeichnung des Lernfeldes die entsprechende Stundenzahl zugeordnet wird und ebenso ein Verweis auf die Stunden in den drei Ausbildungsbereichen. Es werden die

Zielgruppe und das Setting benannt, ebenso das Schuljahr. Hier fällt die uneinheitliche Bezeichnung im Vergleich zu den Erläuterungen auf, in denen von „Ausbildungsjahr" die Rede ist. Dann erfolgt eine ausführliche Zielformulierung und eine tabellarische Darstellung der Inhalte, differenziert nach den Fächern beziehungsweise den Bezugswissenschaften.

Das vorliegende Konzept birgt nach Meinung der Verfasserin einige gute Ansätze, um dem generalistischen Ausbildungsziel näher zu kommen. Stellenweise erinnert es noch an den Fächerbezug. Dazu trägt beispielsweise die Auflistung der Inhalte der Lernfelder bei. Es werden keine weiteren Vorschläge für die konkreten Lernsituationen und die Unterrichtsmethodik gemacht. Insgesamt erweckt es den Eindruck eines Rahmenlehrplans, der jetzt auf die Generalistik ausgerichtet wurde. Für ein Konzept bleibt es in vielen Punkten unkonkret. Somit bleibt bei diesem Modell der größte Part der curricularen Entwicklung beim Lehrerteam.

2.3 Das Heidelberger Curriculum

Die „Heidelberger generalistische Pflegeausbildung" kann auf eine langjährige Entwicklung zurückblicken und wird heute in der neuen Gesundheits- und Krankenpflegeschule am Universitätsklinikum Heidelberg in der Akademie für Gesundheitsberufe Heidelberg durchgeführt. Das sogenannte Heidelberger Curriculum wurde von Schmidt-Richter und einem Autorenteam erstellt und bereits mehrfach evaluiert und in Buchform veröffentlicht. Somit beziehen sich die nachfolgenden Angaben auf Schmidt-Richter et al. (2012, S. 12-28).

Die in drei Teile gegliederte, umfangreiche Ausarbeitung enthält im ersten Teil das dem Konzept zugrundeliegende Pflegeverständnis, das pädagogische Grundverständnis und den Hinweis auf die Modulorientierung. Im zweiten Teil werden alle Module der dreijährigen Ausbildung vorgestellt inklusive des Einsatzes für Theorie und Praxis. Im dritten Teil werden die Evaluation, Erfahrungen und Perspektiven für die generalistische Ausbildungsstruktur beschrieben. Ein Anhang mit Erläuterungen zu den Kompetenzanforderungen und deren Beurteilungskriterien schließt die ausführliche Darstellung des Curriculums ab. Als Zusatz werden Übersichten zum Ausbildungsverlauf und zu Prüfungen präsentiert.

Ziel der generalistischen Ausbildung ist es, eine Ausbildung für ein neues Berufsbild zu schaffen, welche den Kompetenzerwerb für die Pflege von Menschen jeder Altersstufe und Lebensphase im häuslichen Umfeld und anderen stationären Settings des Gesundheitswesens berücksichtigt. Plädiert wird für eine enge Verknüpfung von Theorie und Praxis, für Exemplarität, Transferlernen und selbstgesteuertes

Lernen hinsichtlich des Erwerbs beruflicher Handlungskompetenz. Den Auszubildenden soll keine Spezialisierung nahegelegt werden, sondern eine Erweiterung ihres Kompetenzprofils. Dennoch möchte das Curriculum neben der horizontalen Durchlässigkeit auch eine vertikale Durchlässigkeit ermöglichen und auf verschiedene Spezialisierungen im Bereich Weiterbildung und auch Studienangebote im Hochschulbereich vorbereiten.

Ein erster zukunftsorientierter Schritt dahin könnte durch das Konzept der Modularisierung in diesem Curriculum getan sein, wie sie in vielen Weiterbildungen und in Studiengängen des Gesundheitswesens bereits etabliert ist. Zusätzlich könnte die Modularisierung dieses Curriculums nach Meinung der Entwicklergruppe eine Integration einzelner curricularer Bausteine in das eigene Curriculum von interessierten Schulen erleichtern. Es wird darauf hingewiesen, dass durchaus auch Lehrende verwandter Gesundheitsberufe Anregungen für ihren Unterricht finden können und ermutigt werden sollen, einzelne Bausteine zu übernehmen.

Der in sich geschlossene Aufbau jedes einzelnen Moduls besteht aus der Auflistung wichtiger Inhalte, der Nennung der Kompetenzen, aus Hinweisen zur Praxisverknüpfung und Vorschlägen für die pädagogische Umsetzung. Es finden sich an notwendigen Stellen Hinweise zu altersgruppenspezifischen Aspekten.

Im Detail sieht die Matrix eines Moduls so aus, das eine Modulbeschreibung Aussagen zur Einbettung in die Ausbildung sowie zu Rahmenbedingungen macht. Es werden altersspezifische Angaben benannt, je nachdem ob Berührungspunkte zu Kindern und Jugendlichen oder alten Menschen im Fokus stehen. Außerdem finden sich Angaben zu Beziehungen zu anderen Modulen, sowohl retrospektiv als auch prospektiv.

Tabellarisch werden Themen des Theorieunterrichts mit vorgesehener Stundenzahl und mit Empfehlungen zur Berufsgruppenzugehörigkeit der Lehrenden aufgeführt. Der Vermerk von Praxisaufgaben signalisiert den Theorie-Praxis-Zusammenhang. Anhand der Darstellung des Lehr- und Lerndesign können Hinweise zur Unterrichtsgestaltung entnommen werden. Ebenso werden die geförderten Kompetenzen genannt sowie Hinweise zur Ergebnissicherung gegeben. Die Modulbeschreibung wird letztlich abgeschlossen durch eine Literaturliste.

Dennoch lassen die Module Adaptionsspielraum und sind nicht zu detailliert formuliert.

2.4 Abschließende Bemerkungen zu den beschriebenen Modellen

Die drei Modelle zur Curriculumentwicklung sind sehr unterschiedlich. Dabei fällt die Nähe des Modells zum Schulversuch Generalistik in Bayern durch eine starke Anlehnung an bereits existierende Lehrplanstrukturen auf. Hier werden noch sehr wenig konkrete Vorschläge für eine curriculare Struktur mit einer einheitlichen Matrix gegeben. Zwar werden Aspekte im Hinblick auf notwendige Anpassungen in der generalitischen Pflegeausbildung beschrieben, die sich aus den politischen, gesellschaftlichen und wissenschaftlichen Neuerungen ergeben und die in Anbetracht europaweiter Angleichungsbestrebungen der Ausbildungsstruktur als notwendig erachtet werden. Im Hinblick auf die Erstellung curricularer Bausteine dürfte hier noch viel Konzeptionierungsarbeit bei Lehrenden liegen.

Das Modell des Landes Nordrhein-Westfalen erhebt den Anspruch der Transparenz für alle am Ausbildungsweg Beteiligten. Es erfolgte eine einheitliche Strukturierung in einzelne Lernbereiche und Lerneinheiten, die noch mit entsprechenden Lehr-Lernarrangements konkretisiert werden wollen. Positiv fällt dieses Modell durch die Fall- oder Situationsformulierung auf, die bereits fester Bestandteil in der Matrix zur Darstellung des Lernbereichs ist.

Das Heidelberger Curriculum ist rein formal das ausführlichste der drei Modelle und besticht durch seine

klare Gliederungsstruktur, die umfassenden Empfehlungen zu allen wichtigen Aspekten der einzelnen
Lernsequenzen liefert. Deutlich werden eine zukunftsorientierte Herangehensweise der Entwickler
und die Entscheidung für eine Modularisierung. Im
Hinblick auf eine europaweite Angleichung der Bil-
dungslandschaft und eine für die Auszubildenden
möglicherweise lückenlose Fortführung der generalistischen Ausbildung mit Weiterbildungen oder Studiengängen wird hier Kompetenzorientierung für
eine Pflegeausbildung unter dem Aspekt des lebens-
langen Lernens vorangetrieben.

3. Erstellen eines curricularen Bausteins in Anlehnung an das Heidelberger Modell zur Curriculumentwicklung

In diesem Kapitel wird dargestellt und begründet,
warum das Heidelberger Modell eine sinnvolle Basis
im Sinne des kompetenzorientierten Unterrichts bildet und an einem konkreten Beispiel verdeutlicht,
wie ein einzelner curricularer Baustein in Anlehnung
an wichtige Aspekte dieses Modells ausformuliert
werden kann.

3.1 Begründung der Modellauswahl

Die Beschreibung der Intention des Konzeptes sagt
aus, dass sich die Lehrenden einem lebensphasen-

übergreifenden Ausbildungs- und Berufsverständnis öffnen sollten. Entsprechend resultiert daraus die Konzeption von Unterrichtsinhalten und Unterrichtsverknüpfungen und der Unterrichtsmethodik. Eine konstruktivistische Grundannahme zum Lehr-Lern-Prozess bedingt den Schwerpunkt auf selbstgesteuertem Lernen. Dadurch ergibt sich für den Lehrenden die Rolle eines Lernberaters und Lernbegleiters. Lernende haben die Möglichkeit, Lernschwerpunkte selbst zu bestimmen.

Durch die auf Handlungskompetenz ausgerichtete Ausbildung sollen die Kompetenzen gefördert werden, „die zur Bewältigung sich verändernder Aufgaben bzw. Anforderungen in konkreten beruflichen Situationen benötigt werden." (Schmidt-Richter et al., 2012, S. 20). Handlungskompetenz wird in diesem Zusammenhang verstanden als die Synthese von Fach-, Human- und Sozialkompetenz sowie Methoden-, Lern- und kommunikativer Kompetenz.

Der ausschlaggebende Punkt für die Entscheidung, das Heidelberger Curriculum als Grundlage für eigene curriculare Entwicklungen zur generalistischen Ausbildung zu wählen, ist die differenzierte Kompetenzformulierung mit jeweiligen Kriterien, Performanz und deren Reflexion, was die Bedeutung des Kompetenzverständnisses transparent macht. Die Kompetenzorientierung nach Benner wird berücksichtigt und der Kompetenzerwerb im Verlauf der drei Ausbildungsjahre als ein aufeinander aufbauender Prozess berücksichtigt.

3.2 Überlegungen zum curricularen Baustein „Chronischer Schmerz am Beispiel Onkologischer Patient"

Der Umgang mit Schmerzen, sowohl akut als auch chronisch, ist ein wichtiger Bestandteil pflegerischer Handlungskompetenz. Pflegepersonen begegnen diesem Thema in Form von individuellem Schmerzerleben in jeder Altersstufe und als besondere Herausforderung bei Menschen mit kommunikativer und kognitiver Einschränkung. Da Schmerzfreiheit ein elementares menschliches Grundbedürfnis im Zusammenhang mit Wohlbefinden und Lebensqualität ist, wird von Pflegepersonen erwartet, professionell mit der Wahrnehmung von Schmerz aber auch mit der Schmerzlinderung umgehen zu können.

Vor allem bei Menschen mit einer onkologischen Erkrankung spielt Schmerz als Symptom eine bedeutende Rolle, insbesondere dann, wenn aufgrund einer Zustandsverschlechterung sowohl bei kurativem als auch bei einem palliativen Therapieansatz existenzielle Ängste dazukommen. Somit sollen Auszubildende im Umgang mit chronischem Schmerz bei onkologischen Patienten verinnerlichen, dass Schmerz als subjektives Empfinden ausnahmslos ernst zu nehmen ist und einer individuellen, symptomorientierten pflegerischen und medizinischen Versorgung bedarf.

Folglich spielt in diesem Zusammenhang die soziale Kompetenz eine Rolle, indem die Auszubildenden eine empathische Beziehung zum Patienten herstellen und ihn neben spezifischen Pflegemaßnahmen auch kommunikativ unterstützen. Die personale Kompetenz spielt eine Rolle, indem die Auszubildenden ihre eigene Haltung und Einstellung zu Schmerzempfinden reflektieren, eigene Belastungsgrenzen im Umgang mit onkologischen Patienten erkennen, ethisches Handeln in der Pflege als Grundhaltung anerkennen und eigenverantwortlich spezielle Pflegemaßnahmen zur Schmerzlinderung anwenden, beispielsweise aus dem Bereich der alternativen und komplementären Pflegemethoden.

Fachkompetenz in Bezug auf Umgang mit chronischen Schmerzen bedeutet, dass die Auszubildenden das WHO-Stufenschema zur Schmerztherapie kennen und ärztliche Medikationsangaben diesbezüglich nachvollziehen können, um eine patientengerechte Anwendung überwachen zu können. Die Expertenstandards für akuten und chronischen Schmerz sind bekannt und können umgesetzt und evaluiert werden. Das Bewusstsein für evidenzbasierte Pflege ist wichtig und damit Teil der methodischen Kompetenz.

Die Methodik zur Unterrichtsreihe des curricularen Bausteins sollte daher kompetenzorientiert ausgerichtet sein, in dem sie den engen Praxisbezug herstellt und retrospektiv das Erlebte der Auszubildenden in Form von Reflexionsarbeit miteinbezieht und prospektiv auf neue Situationen vorbereitet. Eine gute Möglichkeit ist hier die Arbeit mit fallorientierten Handlungssituationen und Reflexionsmethoden. Selbstgesteuertem Lernen sollte Raum gegeben werden.

Ein ausführlicher Vorschlag einer Unterrichtsreihenplanung zum curricularen Baustein „Chronischer Schmerz am Beispiel Onkologischer Patient" ist im Folgenden einschließlich einer dazugehörigen Unterrichtsreihenplanung zu finden:

Modul	3.2.19 Grundlagen der Onkologischen Pflege
Themenbereich	Chronischer Schmerz
Gesamtstundenzahl	50 Unterrichtseinheiten
Modulbeschreibung	Die Schüler reflektieren die in den bisherigen Einsätzen gemachten Erfahrungen mit onkologischen Patienten und setzen sich dabei mit der aktuellen Entwicklung dieses Bereichs auseinander. Neben altersgruppenübergreifenden Grundlagen der onkologischen Pflege werden spezifische Fragestellungen unterschiedlicher Lebensphasen erarbeitet. In den Kleingruppen des zweiten Ausbildungsjahres, insbesondere in der Gynäkologie und Pädiatrie, werden anhand konkreter Fallsituationen die Besonderheiten der einzelnen Fachbereiche und Lebensalter vertieft.
Beziehung zu anderen Modulen	• Baut auf den Modulen „Alter Mensch in Gesundheit und Krankheit I" (Besuch im Hospiz) und „Krise und Krankheit I" des ersten Ausbildungsjahres auf • Parallel wird die Thematik in den Modulen „Frauen in Gesundheit und Krankheit und „Kind im Krankenhaus" weiter vertieft • Weitere Bearbeitung der Themen im Modul „Krise und Krankheit II (Sterbeprozess und ethische Aspekte am Lebensende) im zweiten Ausbildungsjahr und in den Modulen „Pflege als Beruf III" und „Pflege in lebensbedrohlichen Situationen" (Hämatologie und Pflege bei Patienten in der Aplasie-Phase) im dritten Ausbildungsjahr • Anknüpfen an das Modul „Der Mensch im Krankenhaus II" (Schmerzmanagement, Expertenstandard akuter Schmerz)
Verortung	Beginn zweites Ausbildungsjahr
Prüfung	Ergebnissicherung mit Fallvorstellung und Reflexion
Praxisbezug	Fachrichtungen bezogen auf alle Altersgruppen in vergangenen und anschließenden Praxiseinsätzen
Zeitlicher Umfang	8 Unterrichtseinheiten
Zentrale Lerninhalte	• WHO-Stufenschema • Expertenstandard chronischer Schmerz, alternative/komplementäre Pflegemethoden

Übergeordnete Kompetenzen	Die Auszubildenden • Setzen sich Ziele, und treffen Entscheidungen bezüglich der eigenen Lernmotivation • Versteht und begründet das Setzen von Prioritäten • Kennen eigene Lernschwächen und wenden entsprechende Lernmethoden an • Tragen selbstverantwortlich zum Gelingen ihrer Ausbildung bei • Halten sich an Lernaufgaben, insbesondere bei problemorientiertem Lernen und Gruppenarbeit • Überträgt Erfahrungen auf neue Situationen • Erkennt Zusammenhänge von Pflegewissen und Wissen aus den Bezugswissenschaften und integriert dies in vorhandenes Wissen • Verknüpft Wissen und Fertigkeiten aus der Praxis mit neuem Theoriewissen • Nimmt Situationen aus Sicht der Betroffenen wahr und berücksichtigt empathisches Denken und Handeln in der Fallbearbeitung
Spezifische Kompetenzen	Die Auszubildenden • Sensibilisieren sich für die Wahrnehmung von Schmerz in verbaler und nonverbaler Form und können entsprechende Assessmentinstrumente zur Schmerzerfassung anwenden, begründen und evaluieren • Kennen die vier Dimensionen von Schmerz • Kennen geschlechtsspezifische Unterschiede von Schmerz • Verstehen die Unterschiede zwischen akutem und chronischem Schmerz • Verstehen die Inhalte des DNQP Expertenstandards für Patienten mit chronischem Schmerz und erkennen ihn als wissenschaftlich fundiertes Instrument zur Qualitätssicherung in der Pflege an • Entwickeln ein Bewusstsein für rechtliche Grundsätze der Schmerzbehandlung (Ethikcharta der DGSS) • Kennen medikamentöse und nicht-medikamentöse Therapie von (chronischen) Schmerzen • Kennen das WHO-Stufenschema zur Schmerzbehandlung • Kennen Auswirkungen chronischer Schmerzen bei onkologischen Patienten im Zusammenhang mit einem chronischen Krankheitsverlauf • Erkennen das Potenzial der interdisziplinären Zusammenarbeit zur Behandlung chronischer Schmerzen, insbesondere bei onkologischen/palliativen Patienten
Lernvoraussetzungen	Die Auszubildenden • Kennen die Methode des POL • Bringen ihre Erfahrungen in der Versorgung onkologischer Patienten aus den bisherigen Praxiseinsätzen ein • Bringen Grundwissen aus dem Bereich Pharmakologie mit • Haben Vorstellungen von Symptomen Onkologischer Patienten • Erkennen spezielle Bedürfnisse von onkologischen Patienten und Patienten mit Schmerzsymptomatik an • Reflektieren das eigene Schmerzmanagement • Haben Patientenbeobachtung und Kommunikation als elementare Instrumente des Pflegehandelns akzeptiert • Sind sich ethischen Denkens und Handelns bewusst • Akzeptieren Schmerz als Störung des individuellen Wohlbefindens und kennen menschliche Krisensituationen im häuslichen und stationären Umfeld
Methodische Empfehlungen	• Fallbearbeitung, z.B. als POL • Arbeit in Kleingruppen • Arbeit mit Filmmaterial zum Thema Schmerzsymptomatik bei onkologischen/palliativen Patienten für den Fall, dass die einzelnen Auszubildenden noch keine Praxiserfahrung diesbezüglich machen konnten

Zeit	Haupthema/Leitfragen	Teil-Lernziele	Inhalte	Methodik / Medien / Material	Ergebnissicherung
UE 1	Wie sieht die Methode des Siebensprung in der Anwendung aus? • Klären von unbekannten Begriffen • Problemdefinition • Problemanalyse • Systematisieren und Vertiefen der Fragen • Formulieren der Lernziele • Literaturrecherche • Präsentation, Reflexion und Evaluation des Lernergebnisses Wie gestaltet sich eine fallorientierte Situation zum Thema chronischer Schmerz bei onkologischen Patienten? Die Auszubildenden sollten anhand des Fallbeispiels auf folgende Leitfragen kommen: ■ Was bedeutet chronischer Schmerz? ■ Was bedeutet er speziell für onkologische Patienten?	Die Auszubildenden • Wenden die Lernmethode POL/Siebensprung an • Können Eigen- und Gruppenarbeit sinnvoll einsetzen • Können analytisch denken und problembezogene Fragestellungen anhand eines Fallbeispiels herausarbeiten • Sind in der Lage, eigene Lernziele zu bestimmen und zu formulieren im Hinblick auf ihre praktische Tätigkeit • Entwickeln ein gelungenes Zeitmanagement	Methode des Siebensprung Schmerzdefinition (akut/chronisch) Schmerzentstehung Schmerzformen Schmerzwahrnehmung und Schmerzempfinden Assessmentinstrumente zur Schmerzerfassung Medikamentöse und nicht-medikamentöse Schmerztherapie	**Fallarbeit / POL nach dem Prinzip des Siebensprung;** Plakat mit der Visualisierung der einzelnen Schritte des Siebensprung (dient gleichzeitig als Orientierungshilfe und gibt den zeitlichen Rahmen vor) Fallbeispiel „Schwester, ich halte das nicht mehr aus!" Ausgewählte Literatur als Grundlage für die vertiefende Literaturrecherche zum Bearbeiten der Leitfragen: Bernatzky, G., Likar, R. (2009):Wie Schmerzen entstehen: Schmerzphysiologie. In: Likar, R., Bernatzky, G., Makert, D., Ilias, W. (Hrsg.): Schmerztherapie in der Pflege. Schulmedizinische und komplementäre Methoden. Springer: Wien, S. 21 – 35	Die Lehrperson begleitet das POL und lenkt bei Bedarf das Herausarbeiten der Leitfragen Präsentation der Ergebnisse des POL auf Flipchartplakaten

Leitfragen	Kompetenzen	Inhalte	Literatur/Material	Skript
 • Wie kann ich Schmerzen wahrnehmen? Wie kann sich der Betroffene äußern? • Welche Assessments kann ich anwenden? • Welche pflegerischen Maßnahmen kann ich anwenden? • Welche medikamentösen und nicht-medikamentösen Maßnahmen können angewendet werden? • Was ist das WHO-Stufenschema zur Schmerztherapie? • Was ist der Expertenstandard für Patienten mit chronischem Schmerz? • Was ist das Total-Pain-Konzept?	• Setzen sich vertieft mit der Literatur zur Beantwortung der Lernfragen auseinander • Klären selbstständig und in der Gruppe unbekannte Begriffe • Können aus Fachliteratur zielführend und sinnvoll exzerpieren • Können ihr Lernergebnis anhand der Leitfragen präsentieren und reflektieren • Können in diesem Zusammenhang die eigene Haltung zum Thema Betreuung von onkologischen Patienten mit chronischem Schmerzerleben reflektieren	WHO-Stufenschema Expertenstandard chronischer Schmerz	Carr, E.C.J., Mann, E.M. (2010): Schmerz und Schmerzmanagement. Praxishandbuch für Pflegeberufe. 2. Überarbeitete Aufl. Deutschsprachige Ausgabe herausgegeben von Jürgen Osterbrink. Bern: Huber. DGSS- Deutsche Gesellschaft zum Studium des Schmerzes e.V. (2007): Schmerz in Deutschland. Ethik-Charta – Kurzfassung – der DGSS. Deutsche Gesellschaft zum Studium des Schmerzes e.V.: Boppard Klaschik, E., Nauck, F. (2008). Medikamentöse Schmerzbehandlung bei Tumorpatienten. Ein Leitfaden für Patienten und Angehörige. 6. Überarbeitete Aufl. Limburg: Mundipharma GmbH DNQP – Deutsches Netzwerk für Qualitätsentwicklung in der Pflege (DNQP) (Hrsg.) (2015): Expertenstandard Schmerzmanagement in der Pflege bei chronischen Schmerzen. Osnabrück: DNQP. Laptops Flipchart, Pinnwände, Moderationskoffer	Skript zur vertieften Ergebnissicherung zum Thema

UE 8

4. Fazit und Ausblick

Curriculumentwicklung impliziert nach Oelke & Meyer (2014, S. 397-398)

> „das richtige Maß an inhaltlicher Konturierung zu finden [und] stellt dabei eine ständige Herausforderung und Gratwanderung dar, weil immer wieder zwischen konkreten, gleichzeitig aber nicht zu detaillierten Vorgaben, die der Kompetenzförderung widersprechen, abzuwägen ist."

Dabei spielt nach Robinsohn die Fähigkeit zur Bewältigung von Lebenssituationen eine grundlegende Rolle (vgl. Robinsohn, 1967, zit. nach Oelke & Meyer, 2014, S. 398). Angesichts der bevorstehenden Umsetzung des generalistischen Ausbildungskonzeptes in der Pflege veröffentlicht eine pädagogische Fachzeitschrift zum Thema curriculare Entwicklung in der Pflegeausbildung einen Beitrag von Elsbernd und Bader (2018, S. 243-348), der Thesen zu wichtigen Bildungsfragen aufstellt. Demnach sollen Ausbildungsziele im Einklang mit den pflegeberuflichen Entwicklungen stehen, die fachwissenschaftliche Sichtweise und Ausgewogenheit zwischen Kern- und Bezugsdisziplinen im Curriculum enthalten sein, eine Kompetenzorientierung sowie die Entscheidung für ein pflegedidaktisches Modell vorliegen, Handlungssystematik eine Rolle spielen und für beide Lernorte Theorie und Praxis Curricula vorliegen.

Im Hinblick auf die kritisch-konstruktive Didaktik, die in sehr vielen curricularen Konzepten zugrunde gelegt wird, gilt es die einzelnen curricularen Bausteine so zu konzipieren, dass Lehr-Lern-Konzepte kompetenzorientiert, situativ und exemplarisch gestaltet werden können.

Man sollte curriculare Arbeit als Chance der Schulentwicklung sehen, was vor allem dann gelingen kann, wenn das gesamte Lehrerteam einer Bildungseinrichtung beteiligt wird. Kontinuierlicher kollegialer Austausch und das einrichtungsübergreifende Nutzen von Synergien könnten unterstützend wirken. Die größte Herausforderung im Hinblick auf die Reform der Pflegeausbildung dürfte es sein, angesichts der angespannten Situation des Lernortes Praxis dort alle Beteiligten, insbesondere die Praxisanleiter, als zukunftsorientierte und motivierte Begleiter zu gewinnen. Um diese Notwendigkeit in den Führungsebenen von Einrichtungen des Gesundheitswesens nachdrücklich darstellen zu können, könnten nachvollziehbar konzeptionierte Curricula für Theorie und Praxis ein gutes Instrument sein.

Literatur

Bayerisches Staatsministerium für Unterricht und Kultus. (2005). Lehrplanrichtlinien für die Berufsfachschule für Kranken- und Kinderkrankenpflege. Erreichbar unter:

https://www.isb.bayern.de/download/8924/lpr_oktober_2005.
pdf, Stand: 12.01.2018

BGBL. (2017). Gesetz zur Reform der Pflegeberufe. Erreichbar unter:
http://www.bgbl.de/xaver/bgbl/start.xav?startbk=Bundesanzei
ger_BGBl&jumpTo=bgbl117s2581.pdf, Stand: 12.02.2018.

Elsbernd, A. & Bader K. (2018). Entwicklung von Curricula für die Pflegeausbildung. PADUA 13 (5), S. 343-348

DIP   (2008).   Pflegeausbildung   in   Bewegung.   Erreichbar   unter
https://www.dip.de/   fileadmin/data/pdf/material/PiB_Ab-
schlussbericht.pdf, Stand: 14.03.2018.

Greb, U. (2013). Berufliche Curriculumentwicklung. In R. Ertl-Schmuck, &
U. Greb, Pflegedidaktische Handlungsfelder. Weinheim: Beltz
Juventa, S. 10-24.

Haag, L., Rahm, S., Apel, H. & Sacher, W. (2013). Studienbuch Schulpäda-
gogik. Bad Heilbrunn: Klinkhardt

Hoermann, M. & Vollstädt, W. (2009). Lernfeldorientierung konkret.
Erreichbar   unter: https://www.inbas.com/fileadmin/   u-
ser_upload/veroeffentlichungen/2009/2009_Hoermann_Vollsta
edt_Lernfeldorientierung_konkret.pdf, Stand: 14.04.2019

Hundenborn, G. & Brühe, R. (2005). Curriculum für den Modellversuch
"Erprobung einer Ausbildung in der Alten-, Kranken- und Kinderkrankenpflege mit generalistischer Ausrichtung" Erreichbar
unter: https://www.dip.de/fileadmin/data/pdf/projekte/ Curri-
culum_paderborn.pdf, Stand: 12.03.2017.

KMK (2007). Handreichung für die Erarbeitung von Rahmenlehrplänen der Kultusministerkonferenz für den berufsbezogenen Unterricht in der Berufsschule und ihre Abstimmung mit Ausbildungsordnungen des Bundes für anerkannte Ausbildungsberufe. Erreichbar unter. https://www.kmk.org/fileadmin/ veroeffentlichungen_beschluesse/2007/2007_09_01-Handreich-Rlpl-Berufsschule.pdf; Stand: 16.11.2014.

Leike, C. et al. (2012). Konzept zum Schulversuch "Generalistische Pflegeausbildung mit beruflichem Schwerpunkt" in Bayern. ISB. ERreichbar unter: https://www.isb.bayern.de/download/15213/ konzept_gen._pflegeausb._homepage_2012_04_02.pdf, Stand: 03.09.2013.

LIS (2015). Vom Bildungsplan zum schulinternen Curriculum. Erreichbar unter: https://www.lis.bremen.de/sixcms/media.php/13/15_ handbuchschucu_teil1_weiss_akt.pdf, Stand: 15.04.2017.

Niethammer, C., Koglin-Hess, I., Digel, S. & Schrader, J. (März 2014). Herausforderung Curriculumentwicklung: ein konzeptioneller Ansatz zur Professionalisierung. https://www.zfhe.at/ index.php/zfhe/article/download/651/608 Stand: 20.05.2019.

Nussbaumer, G. & Reibnitz, C. von (2008). Innovatives Lehren und Lernen. Bern: Huber

Oelke, U. & Meyer, H. (2014). Didaktik und Methodik für Lehrende in Pflege- und Gesundheitsberufen. Berlin: Cornelsen Schulverlage.

Sahmel, K. (2015). Lehrbuch kritische Pflegepädagogik. Bern: Hogrefe

Schmid, J. & Klenk, J. (2018). Curriculum. Erreichbar unter: https://wirtschaftslexikon.gabler.de/definition/curriculum-28425/version-252056, Stand: 12.02.2018

Schmidt-Richter, R. et al. (2012). Heidelberger Curriculum. Pflege genera-listisch ausbilden. Stuttgart: Thieme.

Sloane, P. (2003). Schulnahe Curriculumentwicklung. Erreichbar unter: https://www.bwpat.de/ausgabe4/sloane_bwpat4.pdf, Stand: 12.03.2019.

WALTRAUD BERGMAIER

Didaktische Jahresplanung als curricularer Baustein für die generalistische Pflegeausbildung am Beispiel Menschen mit chronischen Wunden situationsbezogen und individuell pflegen

Einleitung

Mit Inkrafttreten des neuen Pflegeberufegesetzes 2020 werden alle Pflegeschulen verpflichtet, ein schulinternes Curriculum zu erstellen (PflBRefg 2017, § 6, Abs. 2). Dieses war in der jetzigen Ausbildung in dieser Form nicht gefordert. Für die zukünftige Pflegeausbildung stellt das Curriculum das Herzstück der Ausbildung und somit gleichsam ein „Aushängeschild" dar. Es werden dabei nämlich sowohl die inhaltlichen Schwerpunkte einschließlich thematischer Vernetzung offengelegt, als auch die zeitliche Struktur abgebildet, die wiederum für die Einrichtungen als Ausbildungsträger relevant sind.

Im vorliegenden Beitrag wird zunächst das Modell der Curriculumentwicklung nach dem Ansatz der didaktischen Jahresplanung vom Institut für Schulentwicklung in Bayern (ISB) vorgestellt. Darauf folgt eine kurze Bewertung des Modells. Im letzten Teil wird ein curricularer Baustein nach dem Modell der didaktischen Jahresplanung in adaptierter Form vorgestellt.

Aus Gründen der Vereinfachung werden im Text allgemein der Begriff die „Lernenden" oder „Lehrenden" verwendet, damit sind sowohl männliche als auch weibliche Personen gemeint.

1 Modelle der Curriculumsentwicklung

1.1 Curriculum Begriffsbestimmung

Der Begriff „Curriculum" wird im deutschsprachigen Raum häufig synonym zu „Lehrplan" gebraucht. Allerdings enthält ein Curriculum mehr Aspekte als ein Lehrplan. Ein Lehrplan bildet vor allem die Lerninhalte ab, während ein Curriculum die beabsichtigten Lehraktivitäten und Lernschritte in ihrem Zusammenwirken beschreibt, die zu bestimmten Lernergebnissen (Lernzielen) führen sollen (vgl. UZH, k. D. S. 1).

1.4 Didaktische Jahresplanung

Die didaktische Jahresplanung wurde als Leitfaden vom Staatsinstitut für Schulqualität und Bildungsforschung und der Akademie für Lehrerfortbildung und Personalführung herausgegeben. Der Leitfaden wurde für berufliche Schulen entwickelt, die mit Lernfeldlehrplänen bzw. kompetenzorientierten Lernplänen arbeiten. Dabei soll die didaktische Jahresplanung nicht nur die zeitliche Organisation der Unterrichte während des Schuljahres unterstützen, sondern vor allem die Prozessabläufe im kompetenzorientierten Unterricht hervorheben und die Kooperation des Lehrerteams fördern (vgl. ISB & ALP, 2012, S. 5).

1.4.1   Kompetenzorientierte Lehrpläne

Die Lehrpläne an beruflichen Schulen in Bayern wurden kompetenzorientiert gestaltet, um den veränderten Bedarf der betrieblichen Ausbildungsstellen zu berücksichtigen. In gleicher Weise wurde es notwendig, dass sich die beruflichen Schulen den gegenwärtigen Verhältnissen anpassen und die Entfaltung von Kompetenzen fördern. In dem Leitfaden wird Kompetenz definiert: „[...] als die Disposition, konkrete Anforderungssituationen selbstorganisiert zu bewältigen" (ISB, 2012, S. 6).

Die Lehrpläne richten sich an den beruflichen Handlungsfeldern des Ausbildungsberufes aus und wollen die Auszubildenden bei der Entwicklung von beruflicher Handlungskompetenz fördern. Diese besteht aus Fachkompetenz, Selbstkompetenz und Sozialkompetenz. Die Methodenkompetenz ist in allen Dimensionen miteingeschlossen.

Die Zielformulierungen der kompetenzorientierten Lehrpläne dienen dazu, berufliche Handlungssituationen darzustellen. Schüler sollen dazu befähigt werden, Handlungen selbstständig zu planen, durchzuführen und zu kontrollieren. Ein besonderer Fokus wird dabei auf die Entwicklung der Schülerpersönlichkeit gelegt, wie z.B. die Förderung der Selbständigkeit, das Stärken von Selbstvertrauen und Kreativität (vgl. ISB & ALP, 2012, S. 6-7).

In einer Handreichung vom 23.09.2011 wurde die Struktur von (Rahmen-)Lehrplänen, bzw. Richtlinien veröffentlicht, nachdem diese im geringen Maße verändert wurden. Kompetenzorientierte Lehrpläne sind aus Lernfeldern zusammengesetzt. Dabei beschreibt der erste Satz des Lernfeldes die Kernkompetenz. Daran anschließend werden Kompetenzen erläutert, die neben der Fachkompetenz auch die weiteren Kompetenzen beinhalten (vgl. KMK 2017, S. 17-25).

Bei einem Lernfeld mit einem geschlossenen Handlungsverlauf wird empfohlen, die Lernfelder in eine oder mehrere berufliche Handlungsstrukturen aufzuteilen, die die geplanten Kompetenzen darstellen. Die Abbildung der Handlungsstruktur verdeutlicht, dass die Lehrenden nicht nur die Inhalte des Lernfeldes zu berücksichtigen haben.

Auf Basis der Makroebene werden die Lernsituationen (Mikroebene) entwickelt. Alle drei Ebenen beinhalten die Elemente der vollständigen Handlung: Orientieren, Informieren, Planen, Durchführen, Bewerten sowie Reflektieren (vgl. ISB & ALP, 2012, S. 10).

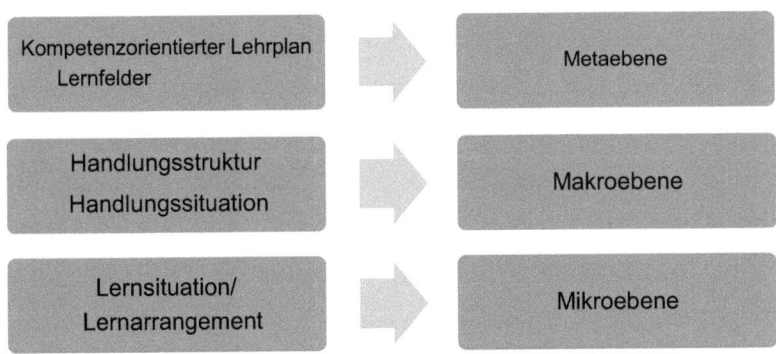

Abb. 3: Vom Lernfeld zum Lernarrangement. (ISB, 2012, S. 10)

Die didaktische Jahresplanung oder Gesamtplanung wird als Oberbegriff verwendet für drei aufeinander aufbauende Planungsinstrumente:

1. Lernsituationsbeschreibung/ Lernarrangement
2. didaktischer Jahresplan

3. Organisationsstruktur

1.4.2 Lernsituationsbeschreibung/Lernarrangement

Lernsituationsbeschreibung/Lernarrangement ist ein grundlegendes Planungsinstrument der didaktischen Jahresplanung und übernimmt die detaillierte Planung der Unterrichtssequenzen. Sie umfasst sowohl die Lernsituation als auch die Verlaufsplanung im Unterricht. Im Lernfeldunterricht hat sich bewährt, die Lernsituationsbeschreibung/Lernarrangement gemeinsam im Team zu entwickeln (vgl. ISB & ALP, 2012, S. 12).

Die Lernsituationsbeschreibung/Lernarrangement beinhalten die Phasen der vollständigen Handlung (Orientieren, Informieren, Planen, Durchführen, Bewerten, Reflektieren). Dieses Verfahren beschreibt die Mikroebene. Als Hilfestellung wird eine Matrix mit Qualitätskriterien angeboten, die bei der Entwicklung der Lernsituation unterstützen soll (vgl. ISB & ALP, 2012 S. 12).

Für die Dokumentation werden zwei Varianten angeboten. Die Möglichkeit A wurde im Bereich der Technik erprobt. Kennzeichnend für diesen Vorschlag ist die Unterteilung in die einzelnen Handlungsphasen, in denen wiederum die einzelnen Kompetenzen beschrieben werden. Für jede Phase ist ein Feld für die

Methode, die Sozialform und den Medieneinsatz vorgesehen, um eine Feinplanung zu ermöglichen. In weiteren Spalten sind Eigen- und Fremdbewertung abzubilden, eine Zeiteinschätzung vorzunehmen und ein Verantwortlicher für die Phase zu benennen.

Die zweite Möglichkeit B stammt aus dem Modellversuch „segel-bs". „Segel-bs" bedeutet selbst reguliertes Lernen an beruflichen Schulen. Damit sollen Schüler befähigt werden „[...] zur Selbständigkeit und Verbesserung der beruflichen Qualifizierung durch die Entwicklung von Strategien zu lebenslangem Lernen" (vgl. Regierung von Schwaben, (K.A), S. 5) befähigt werden. Bei dieser Variante liegt neben der Benennung, wie beispielweise Lernfeld, Lernsituation, einzuführende Strategien/Techniken und Motivation und Ankommen wiederum der Schwerpunkt auf den Handlungsphasen. In dieser Matrix werden nicht die Kompetenzen beschrieben, sondern phasenbezogen die Lernerhandlungen, Lehrerhandlungen und Methoden/Medien dargestellt (vgl. ISB & ALP, 2012, S.31).

1.4.3 Didaktischer Jahresplan

Der didaktische Jahresplan schließt sich folgerichtig an das vorangegangene Planungsinstrument an. Im ersten Schritt (je Variante) war es das Ziel, die fachlichen Kompetenzen in einen Sinnzusammenhang zu bringen. Der nun folgende Ablauf ist der Angelpunkt der didaktischen Planung, da zu den Fachkompetenzen nun die Selbst- und die Sozialkompetenz exakt geplant und angebunden werden. Es werden deshalb die einzelnen Lernsituationsbeschreibungen/ Lernarrangements auf das Wichtigste gebündelt und die Lernfelder in eine logische Reihenfolge strukturiert. Der didaktische Jahresplan stellt somit den inneren Zusammenhang der Lernsituation dar. Zudem können Zeitrichtwerte geplant und weitere Parameter, wie z. B. Leistungsnachweise berücksichtigt werden.

Für den didaktischen Jahresplan wurde ein Schema entwickelt, das einen Mindestkatalog aufweist und bei Änderungen der Lernsituation leicht überarbeitet werden kann (vgl. ISB & ALP, 2012, S.13).

In der ersten Spalte werden das Lernfeld, die Lernsituation und der Zeitrichtwert benannt. Die zweite Spalte beinhaltet die Kompetenzen, die in der Lernsituation aufgebaut und entwickelt werden sollen. Die dritte Spalte ist für didaktische Hinweise, organisatorische Mitteilungen oder für die Klärung von Verantwortlichkeiten vorgesehen.

Die Methoden werden nur im didaktischen Jahresplan aufgenommen, wenn sie neu eingesetzt werden oder im Rahmen des Spiralcurriculums wieder daran angeknüpft wird. Die Vereinbarung auf eine Methode führt zu einer weiteren Konkretisierung, soll aber den einzelnen Lehrer nicht in seinem pädagogischen Freiraum begrenzen. Es wird darauf hingewiesen, dass bei jeder Lernsituation die Methodenwahl des Lehrers in enger Verbindung mit dem Kompetenzerwerb des Schülers stehen soll. Auch eine Benennung der Sozialform unterstützt die Unterrichtenden bei der Vorbereitung und der Abstimmung mit den Kollegen (vgl. ISB & ALP, 2012, S. 14), 2012, S. 14).

1.4.4 Organisationsstruktur/Zeitschiene

Für einen geordneten/ausgewogenen Ablauf des Lernfeldunterrichtes sind unterschiedliche Komponenten zu berücksichtigen, wie beispielweise der Einsatz der Lehrerteams eines Fachbereichs oder die Zusammensetzung der Blockpläne. Es ist deshalb erforderlich, bezogen auf den didaktischen Jahresplan und die besonderen Gegebenheiten der Schule, eine Organisationsstruktur zu entwickeln, die das vollständige Schuljahr im Überblick abbildet. Sie wird ohne eventuelle Lernfeldbündelungen zu Fächern von allen Lehrenden einer Klasse gemeinsam entwickelt.

Mit Hilfe einer Zeitschiene wird dargestellt, welche Lernfelder und Lernsituation in den jeweiligen Phasen des Schuljahrs im Unterricht behandelt werden.

Im Leitfaden werden eine sequentielle, d.h. die Lernfelder werden nacheinander unterrichtet oder paral-
lele Anordnung, d.h. mehrere Lernfelder werden
gleichzeitig unterrichtet, vorgeschlagen. Es ist aber
auch eine Mischung der beiden Formen denkbar.
Durch dieses Instrument werden die Verbindungen
der Lernsituationen untereinander und die Einbettung der Lernsituation in das Lernfeld sichtbar, die
von der beruflichen Handlungsabfolge abgeleitet
wurde.

In dem Planungsinstrument werden die Lernsituation mit Titel und jeweiliger Nummer der entsprechenden Situation gekennzeichnet, um eine Über-
schaubarkeit sicher zu stellen. Neben dem Lehrerein-
satz können ergänzend Lehrfahrten, Unterrichtsgän-
ge oder Leistungsnachweise mit aufgenommen werden (vgl. ISB & ALP, 2012, S. 14-15).

1.4.5 Prozess der Didaktischen Jahresplanung

Die Erarbeitung der Didaktischen Jahresplanung erfolgt stufenweise im Team und sollte in regelmäßigen
Abständen aktualisiert werden. Der Leitfaden beschreibt zur Umsetzung eine schrittweise Vorgehensweise:

Im ersten Schritt erfolgt eine curriculare Analyse des
gesamten Lehrplans im Team bezogen auf die Kern-

kompetenz, die generalisierte Beschreibung der Kernkompetenz, die Zielformulierung mit den Phasen der vollständigen Handlung und die Zielformulierung konkretisierender Inhalte.

Im zweiten Schritt werden Handlungsstruktur/–produkt aus dem Lernfeld entwickelt (Phasen der vollständigen Handlung) (Makroebene). Im nächsten Schritt wird die Lernsituation ausdifferenziert mit Lernsituationsbeschreibungen bzw. Lernarrangement. Daraus wird im vierten Schritt der didaktische Jahresplan abgeleitet. Im letzten Schritt werden die Lernsituation in die Organisationsstruktur eingefügt und die Jahresorganisation optisch dargestellt (vgl. ISB/ALP, 2012, S. 16-18).

1.4.6   Beurteilung der didaktische Jahresplanung

Die didaktische Jahresplanung wurde aus der Praxis für die Praxis entwickelt (vgl. ISB/ALP, 2012, S. 4). Der Leitfaden dient als Arbeitshilfe bei der Erstellung von einem kompetenzorientierten Curriculum. Der Aufbau ist klar strukturiert, das kleinschrittige Vorgehen ermöglicht sich in die Thematik einzuarbeiten. Bereitgestellte Formulare, Formulierungshilfen für Kompetenzen sowie Strategien – Arbeits- und Lerntechniken für Schüler fördern den Prozess.

Die didaktische Jahresplanung unterstützt die Einarbeitung und Förderung in den einzelnen Fachbereichen. Sie dient u.a. als Entwicklungs-, Steuerungs- und Informationsinstrument für den Unterricht, als Instrument zur Schulentwicklung sowie Schülern und Eltern als Auskunft für schulische Anforderungen (vgl. ISB/ALP, 2012, S.11).

Allerdings erscheint die Erarbeitung etwas umständlich. Zuerst werden Handlungsstrukturen mit Kompetenzen und die Lernsituationen getrennt beschrieben, um dann in eine didaktische Jahresplanung zusammengeführt zu werden.

Ferner fehlen in diesem Ansatz Hinweise auf eine Lernortkooperation. Die Verknüpfung von Theorie und Praxis ist hier offensichtlich nicht vorgesehen.

Die didaktische Jahresplanung kann nur gelingen, wenn das nahezu vollständige Lehrerkollegium eingebunden wird. Die Umsetzung erfordert eine gute Vorbereitung, verantwortliche Koordinatoren und ausgebildete und motivierte Lehrkräfte, eine klare organisatorische und zeitliche Struktur sowie ein mögliches Angebot von mehreren Klausurtagungen (vgl. ISB/ALP, 2012, S.21-25). Bei Schulen, die Mitarbeiter mit geringen Stundenumfang beschäftigen, wie z. B. Mediziner und Apotheker mit ein bis zwei Wochenstunden, wird dieses Modell an seine Grenzen stoßen.

2 Bewertung des vorgestellten Modells

Dase vorgestellte Modell der didaktischen Jahresplanung ist ein Instrument für alle berufsbildenden Schulen, die mit Lehrfeldplänen bzw. kompetenzorientierten Lehrplänen arbeiten (vgl. ISB/ALP, 2012, S.5). In ihm finden sich Ansätze des selbstgesteuerten Lernens und der Kompetenzorientierung wieder. In der didaktischen Jahresplanung werden Formulierungshilfen für Kompetenzziele differenziert nach den Handlungsphasen angeboten. Ebenso findet sich eine Hilfestellung für eine Organisationsstruktur, was eine verbindliche Planung der Ausbildung ermöglicht.

In der didaktischen Jahresplanung finden sich leider keine Hinweise auf eine Vernetzung der Theorie und Praxis, wie beispielweise durch Praxisaufgaben in den Lernsituationen. Die praktische Ausbildung wird in diesem Ansatz nicht einbezogen, was als nicht hilfreich zu bewerten ist. Das Element der vollständigen Handlung ist vorhanden, allerdings wird bei der didaktischen Jahresplanung durch Arbeitshilfen der Prozess besonders unterstützt, die Beziehung zu anderen Lerneinheiten bzw. die Verortung im Lehrplan sichtbar. In der didaktischen Jahresplanung ist jedoch nicht ersichtlich, ob bzw. welche Lernvoraussetzungen für diese Lernsituation erforderlich sind.

3   Curricularer Baustein der didaktischen Jahresplanung

3.1   Gründe für die Auswahl des Modells

Obwohl unter Gliederungspunkt 2 dargestellt wurde, dass der curriculare Baustein nach dem Modell der didaktischen Jahresplanung mit einigen Schwächen verbunden ist, wurde dennoch dieses Modell für die weitere Planung herangezogen. Grund hierfür ist insbesondere, dass überwiegend in den bayerischen beruflichen Schulen mit der didaktischen Jahresplanung gearbeitet wird. Es wird deshalb der Frage nachgegangen, ob sich das Modell in adaptierter Form auch für die generalistische Pflegeausbildung eignet. Weiter war das Ziel, eigene praktische Erfahrungen mit der didaktischen Jahresplanung zu sammeln.

3.2   Anpassung des Modells an die Bedürfnisse der Pflegeausbildung

Der curriculare Baustein wurde nach dem Vorschlag vom Staatsinstitut für Schulqualität und Bildungsforschung München (ISB) und Akademie für Lehrerfortbildung und Personalführung (ALP) in angepasster Form ausgearbeitet. So wurde das Handlungsschema zur beruflichen Handlungsstruktur in die Lernsituationsbeschreibung integriert und Motivation und Ankommen aus dem Formular didaktische Jahresplanung entfernt, da dieses Element sehr klassenspezifisch zu betrachten ist. Ferner wurden die Elemente Praxisaufträge und Leistungsnachweise im didaktischen Jahresplan ergänzt.

3.3 Didaktische Jahresplanung: Menschen mit chronischen Wunden situationsbezogen und individuell pflegen und beraten.

3.3.1 1. Schritt: Lehrplan und Kompetenzen im Lernfeld analysieren

Die Ausbildung für die dreijährige Altenpflegeausbildung wird von den Lehrplanrichtlinien für die Berufsfachschule für Altenpflege abgeleitet (vgl. ISB, 2009, S. 4). Den Lehrplanrichtlinien gemäß dienen folgende Fächertafel als Grundlage: Grundlage der Pflege, Alten- und Altenkrankenpflege (Theorie), Berufskunde, Recht und Verwaltung, Lebensgestaltung, Deutsch und Kommunikation, Sozialkunde, Altenpflege und Altenkrankenpflege (Praxis), Lebensraum- und Lebenszeitgestaltung. In der Lehrplanrichtlinie werden Leitgedanken zum Unterricht formuliert. Zielformulierungen in den jeweiligen Lernfeldern fehlen (vgl. ISB, 2009, S. 2-4).

Für das gewählte Thema werden die Fächer Altenkrankenpflege (Theorie) und Altenkrankenpflege (Praxis) 2. Ausbildungsjahr herangezogen, da das

Thema theoretische Grundlagen und praktische Fähigkeiten erfordert sowie das Fach Deutsch und Kommunikation.

Lernfeld	
1. Aufgaben und Konzepte der Altenpflege	20 Std.

Lerninhalte Zeitrichtwerte
1.4
Anleiten, beraten und Gespräche führen
Beratung und Anleitung alter Menschen

Abb. 3: 2. Schuljahr Deutsch DuK. (ISB, 2009, S. 14)

Lernfeld	
1. Aufgaben und Konzepte der Altenpflege	160 Std.

Lerninhalte	Zeitrichtwerte
1.3 Alte Menschen personen- und situationsbezogen pflegen	
Unterstützung alter Menschen bei präventiven und rehabilitativen Maßnahmen	20
Umgang mit Hilfsmitteln und Prothesen	10
Pflege alter Menschen mit eingeschränkter Funktion von Sinnesorganen	10
Pflege alter Menschen mit Behinderungen	10
Pflege alter Menschen mit akuten und chronischen Erkrankungen	**30**
Pflege multimorbider alter Menschen	10
Pflege alter Menschen mit chronischen Schmerzen	10
Pflege dementer und gerontopsychiatrisch veränderter alter Menschen 20	
1.5 Bei der medizinischen Diagnostik und Therapie mitwirken	
Durchführung ärztlicher Verordnungen	40

Abb. 4: 2. Schuljahr Alten- und Altenkrankenpflege (Theorie) AAT. (ISB, 2009, S. 7)

Lernfeld	
1. Aufgaben und Konzepte der Altenpflege	160 Std.

Lerninhalte	Zeitrichtwerte
1.3 Alte Menschen personen- und situationsbezogen pflegen	
Unterstützung alter Menschen bei präventiven und rehabilitativen Maßnahmen	20
Umgang mit Hilfsmitteln und Prothesen	10
Pflege alter Menschen mit eingeschränkter Funktion von Sinnesorganen	10
Pflege alter Menschen mit Behinderungen	10
Pflege alter Menschen mit akuten und chronischen Erkrankungen	**30**
Pflege multimorbider alter Menschen	10
Pflege alter Menschen mit chronischen Schmerzen	10
Pflege dementer und gerontopsychiatrisch veränderter alter Menschen 20	

1.5 Bei der medizinischen Diagnostik und Therapie mitwirken	
Durchführung ärztlicher Verordnungen	40

Abb. 5: 2. Schuljahr Alten- und Altenkrankenpflege (Praxis) AAP. (ISB, 2009, S. 18)

3.3.2 2. Schritt: Handlungsstruktur/-produkt aus dem Lernfeld ableiten.

Die Lerninhalte werden in den Lehrplanrichtlinien nur sehr allgemein beschrieben. Mit diesen Formulierungen können unterschiedliche Handlungsprodukte ausgewählt werden. Dazu gehören beispielsweise Menschen mit akuten oder chronischen Herzerkrankungen oder die chronisch obstruktive Lungenerkrankung. Ein zentrales Thema stellt die Versorgung von Menschen mit chronischen Wunden dar. Exemplarisch wurde deshalb die Lernsituation ausgewählt:

Menschen mit chronischen Wunden situationsbezogen und individuell pflegen und beraten. Für die Lernsituation sind 40 Stunden vorgesehen, die mit 20 Stunden aus AAT, 10 Stunden aus AAP und 10 aus DuK berechnet werden.

Pflege alter Menschen mit akuten und chronischen Erkrankungen

Einzelne Kompetenz aus dem Lehrplan	Wesentliche Handlungsprodukte 1
Lernsituation 1: Der Schüler kann Menschen mit chronischen Wunden situationsbezogen und individuell pflegen	Wundversorgung bei chronischen Wunden vornehmen. Eine Wundanamnese und Wunddokumentation durchführen. Zentrale Aussagen des Expertenstandards chronische Wunden umsetzen.

Abb. 6: Wesentliche Handlungsprodukte 1.

Handlungs-phasen	Fachkompetenz	Selbst-kompetenz	Methoden-kompetenz	Sozial-kompetenz
Orientieren	Der Lernende bringt eigene persönliche und berufliche Erfahrungen mit ein.	Ist bereit aus eigenen und persönlichen Erfahrungen zu lernen.		
Informieren	Der Lernende eignet sich Wissen an über Entstehungsursachen von Wunden und Physiologie der Wundheilung, Klassifikationssysteme Dekubitus, chronischer Ulcera und diabetisches Fußsyndrom.	Die Lernenden nehmen die Bedeutung der Wunde für den Klienten wahr = Empathie-fähigkeit.	Ergreift Eigeninitiative, bedient sich gezielt Medien für die Erschließung von neuem Wissen.	
Planen	Die Lernenden wählen ein geeignetes Wundbehandlungs-management aus. Sie entscheiden und begründen die Art und Vorgehensweise der Wundreinigung.	Die Lernenden übernehmen Verantwortung.	Die Lernenden vernetzen Wissen und Methoden.	
Durchführen	Die Lernenden führen die geplante Wundversorgung an einer Pflegepuppe bzw. Dekubitusmodell durch. Sie entwickeln Handlungsalternativen für ähnliche Situationen. Die Lernenden führen eine Wundanamnese durch und dokumentieren den Verbandswechsel fachgerecht.	Sie arbeiten konzentriert.	Sie trainieren ihre psychomotorischen Fähigkeiten.	Sie arbeiten wertschätzend miteinander.

Bewerten	Die Lernenden beurteilen ihre Arbeit im Hinblick Ablauf, Hygiene, Organisation und Alternativen.	Die Lernenden nehmen Verantwortun g für ihr Tun wahr.		
Reflekt-ieren		Sie reflektieren ihren Arbeits-prozess und ihr beruf-liches Handeln. Sie reflektieren aus der Sicht des Betroffenen und der Angehörigen. Sie schätzen ihren Lernzu-wachs ein.		

Abb. 7: Kompetenzschema 1

3.3.3 3. Schritt: Lernsituation ausgestalten

Lernsituation 1

Die ambulante Pflegestation betreut eine 85-jährige, zum Teil bettlägerige Klientin. Bei der Klientin hatte sich in den letzten Tagen während eines Kranken-hausaufenthaltes ein Dekubitus Kategorie III, Verlust der Hautschichten und Schädigung (oder Nekrose) des subkutanen Gewebes über dem Steißbein entwickelt. Der Befund sei ausgedehnt und man wolle zusammen mit dem behandelnden Hausarzt das weitere Vorgehen besprechen. Bei der übergewichtigen (BMI: 38,4) Klientin ist seit Jahren ein Diabetes mellitus Typ 2 und eine Hypertonie bekannt. Sie wird von ihrer Tochter versorgt, die im Haus mit ihrer Familie wohnt. Bildaufnahme der Wunde liegt dem Fallbeispiel bei.

Lernsituationsbeschreibung 1			
Lernfeld	Altenpflege und Altenkrankenpflege Theorie und Praxis, Aufgaben und Konzepte der Altenpflege 1.3 Alte Menschen personen- und situationsbezogen pflegen		
Lernsituation	Menschen mit chronischen Wunden (Dekubitus, Ulcus cruris venosum, Ulcus cruris arteriosum, Diabetisches Fußsyndrom, sekundäre Wundheilungsstörungen) situationsbezogen und individuell pflegen		
Zeitrichtwert	30 Stunden		
Material	Pflegepuppen, Material zur phasengerechten Versorgung von Wunden		
Neu einzuführende Strategien/Techniken	Gruppenpuzzle		
Handlungsphasen	Lernhandlungen	Lehrerhandlungen	Methoden/Medien
Orientieren	Die Lernenden bringen eigene persönliche und berufliche Erfahrungen mit ein.	Lehrer-Schüler-Gespräch=LSG /strukturiert Führt ein	Blitzlicht
Informieren	Der Lernende eignet sich Wissen über Entstehungsursachen von Wunden und Physiologie der Wundheilung, Klassifikationssystem Dekubitus, chronischer Ulcera und diabetisches Fußsyndrom.	LSG/ Führt ein Strukturiert	Rechercheaufträge Präsentation Fragebogen zur Lebensqualität chronischer Wunden und anschließende Diskussion
	Die Lernenden nehmen die Bedeutung der Wunde für den Klienten wahr.	Informiert und leitet die Diskussion	
	Sie setzen sich mit unterschiedlichen Verbandsmaterialen auseinander. Sie erschließen sich den Nationale Expertenstandard chronische Wunden	Lehrer stellt wesentliche Inhalte vor; anschließend Arbeitsauftrag	Gruppenpuzzle Arbeitsblätter zum Bearbeiten

Planen	Die Lernenden wählen geeignetes Material für die Wundversorgung aus.	LSG/Führt ein und stellt Arbeitsauftrag vor.	Arbeitsblatt
	Die Lernenden wählen ein geeignetes Wundbehandlungsmanagement aus. Sie entscheiden und begründen die Art und Vorgehensweise der Wundreinigung.	Lehrer stellt wesentliche Inhalte vor. Lehrer leitet Diskussion.	Bearbeiten der Fallsituation Diskussion im Plenum
Durchführen	Die Lernenden führen die geplante Wundversorgung an einer Pflegepuppe bzw. Dekubitusmodell aus. Sie entwickeln Handlungsalternativen für andere Situationen bzw. Wunden (Aseptischer und septischer Verbandswechsel). Trainieren der psychomotorischen Fähigkeiten.	Einführung, Demonstration am Modell. Übungsaufgabe mit weiteren Wunden.	Üben am Modell Transferübung
	Die Lernenden führen eine Wundanamnese durch und dokumentieren den Verbandswechsel fachgerecht.	Lehrer stellt wesentliche Inhalte vor.	Im Plenum: Wundanamnese und Wunddokumentation am Beispiel der vorgegebenen Situation. Anschließend in Partnerarbeit Übungsaufgaben.
Bewerten	Die Lernenden beurteilen ihre Arbeit im Hinblick Ablauf, Hygiene, Organisation und Alternativen. Sie außem konstruktive Kritik gegenüber ihren Mitschülern.		Lerngruppen bilden
Reflektieren	Sie reflektieren ihren Arbeitsprozess und ihr berufliches Handeln. Sie reflektieren aus der Sicht des Betroffenen und der Angehörigen. Sie schätzen ihren Lernzuwachs ein.	Lehrer moderiert und strukturiert	Lerntagebuch

Abb. 8: Lernsituationsbeschreibung 1

Pflege alter Menschen mit akuten und chronischen Erkrankungen

Einzelne Kompetenz aus dem Lehrplan	Wesentliche Handlungsprodukte
Lernsituation 2: Der Schüler kann Klienten und Angehörige umfassend informieren und beraten.	Informationsgespräch durchführen. Beratungsgespräch durchführen.

Abb. 9: Wesentliche Handlungsprodukte 2

Handlungs-phasen	Fachkompetenz	Selbstkompetenz	Methoden-kompetenz	Sozial-kompetenz
Orientieren	Der Lernende bringt eigene persönliche und berufliche Erfahrungen mit ein.	Ist bereit aus eigenen und persönlichen Erfahrungen zu lernen.		
Informieren	Der Lernende eignet sich Wissen grundlegende Kenntnisse über den Ablauf eines Informationsgespräches und eines Beratungsgespräches an. Der Lernende überprüft sein Fachwissen bezüglich Wundversorgung und beeinflussende Faktoren. Die Lernenden erkennen die Notwendigkeit der Information/ der Beratung für den Klienten.	Die Lernenden nehmen die Werthaltung von sich und dem Klienten wahr.	Ergreift Eigeninitiative	Verwendet Kommunikationsregeln
Planen	Die Lernenden analy-sieren die Situation. Die Lernenden über-tragen ihr Wissen auf die aktuelle Situation.	Die Lernenden übernehmen Verantwortung.		Lernende entwickeln eine Arbeitsbeziehung.

Durchführen	Die Lernenden übertragen ihr Wissen auf die aktuelle Situation	Die Lernenden nehmen einen Perspektivenwechsel ein.	Die Lernenden stellen sich auf die Sprache des Klienten ein und können schwierige Sachverhalte mit einfachen Worten beschreiben.	Sie arbeiten wertschätzend miteinander.
Bewerten	Die Lernenden beurteilen ihr Informationsgespräch/ Beratungsgespräch im Hinblick auf fachliche, kommunikative Aspekte.	Die Lernenden setzen sich mit Kritik auseinander. Die Lernenden können berechtigte Kritik annehmen.		Die Lernenden äußern Kritik sachlich.
Reflektieren		Sie reflektieren ihren Arbeitsprozess und ihr berufliches Handeln. Sie reflektieren aus der Sicht des Betroffenen und der Angehörigen. Sie schätzen ihren Lernzuwachs ein.		

Abb. 10: Kompetenzschema 2

Lernsituation 2:

Die Tochter sorgt sich sehr um ihre Mutter und möchte sich aktiv in die Pflege miteinbringen. Sie werden beauftragt die Tochter und die Mutter bezüglich Wundversorgung zu informieren und über fördernde Faktoren und Einflüsse der Wundheilung sowie über das Wundmanagement zu beraten.

Lernsituationsbeschreibung 2

Deutsch und Kommunikation, Aufgaben und Konzepte in der Altenpflege 1.4 Anleiten, beraten und Gespräche führen.

Altenpflege und Altenkrankenpflege Theorie und Praxis, Aufgaben und Konzepte der Altenpflege 1.3 Alte Menschen personen- und situationsbezogen pflegen.

Menschen mit chronischen Wunden situationsbezogen und individuell pflegen, Teil 2 Beratungsgespräch durchführen

10 Stunden

Literatur, Gruppenräume

keine

Lernhandlungen	Lehrerhandlungen	Methoden/Medien
Die Lernenden bringen eigene persönliche und berufliche Erfahrungen mit ein.	LSG	
Der Lernende eignet sich Wissen grundlegende Kenntnisse über den Ablauf eines Informationsgespräches und eines Beratungsgespräches an.	LSG Strukturiert	Kurzfilm Interaktive Mindmap
Die Lernenden erkennen die Notwendigkeit der Information/ der Beratung für den Klienten.	Informiert und leitet die Diskussion	

Planen	Die Lernenden planen auf Grundlage des Fallbeispiels ein Informationsgespräch über die moderne Wundversorgung. Die Lernenden planen in Schritten auf Grundlage des Fallbeispiels ein Beratungsgespräch über fördernde Faktoren und Einflüsse der Wundheilung und Wundmanagement zu beraten. Die Lernenden suchen oder entwickeln geeignetes Informationsmaterial.	LSG/ stellt Arbeitsauftrag vor.	Aufteilung in Gruppen
Durchführen	Die Lernenden führen ein Informationsgespräch über die moderne Wundversorgung durch. Die Lernenden führen ein Beratungsgespräch über fördernde Faktoren und Einflüsse der Wundheilung und Wundmanagement durch.	Lehrer führt ein, Videoaufzeichnung, moderiert	Rollenspiel
Bewerten	Die Lernenden bewerten ihre Arbeit. Die Lernenden entwickeln Handlungsalternativen. Sie äußern konstruktive Kritik gegenüber ihren Mitschülern.	Lehrer moderiert und strukturiert	Lernende geben Feedback
Reflektieren	Sie reflektieren ihren Arbeitsprozess und ihr berufliches Handeln. Sie reflektieren aus der Sicht des Betroffenen und der Angehörigen. Sie schätzen ihren Lernzuwachs ein.	Lehrer moderiert und strukturiert	Lerntagebuch

Abb. 11: Lernsituationsbeschreibung 2

3.3.4   4. Schritt: Didaktischen Jahresplan ableiten

Ausbildungsberuf, Jahrgangsstufe Altenpfleger, 2. Jahrgangsstufe

Lernfeld 1.3, Lernsituation Menschen mit chronischen Wunden situationsbezogen und individuell pflegen, 1.4 Anleiten, beraten und Gespräche führen

Lernfeld	Handlungskompetenz		Didaktik, Organisation, Verantwortlichkeit	Verknüpfung (fächerübergreifend)
Lernsituation Zeitrichtwert: 40 Stunden	Fachkompetenz	Personal-/ Sozial-/ Methodenkompetenz		
LF 1.3/ LS 4 30 Stunden Wundversorgung bei chronischen Wunden vornehmen.	Orientieren: Der Lernende bringen eigene persönliche und berufliche Erfahrungen mit ein.	Ergreift Eigeninitiative	LSG Blitzlicht	DuK: Kommunikationstechniken
	Informieren: Der Lernende eignet sich Wissen über Entstehungsursachen von Wunden und Physiologie der Wundheilung,	bedient sich gezielt Medien für die Erschließung von neuem Wissen	LSG/ Führt ein Strukturiert Rechercheaufträge und Präsentation	AAT: Aufbau der Haut, Wundheilungsphasen

				LG: Glaubens- und Lebensfragen Recht und Verwaltung/Delegation
8 Stunden	Klassifikationssystem Dekubitus, chronischer Ulcera und diabetisches Fußsyndrom an.	Die Lernenden nehmen die Bedeutung der Wunde für den Klienten wahr.	Fragebogen zur Lebensqualität chronischer Wunden und anschließende Diskussion LSG Fragebogen Pflegepädagoge Medizin	
6 Stunden	Planen: Die Lernenden wählen ein geeignetes Wundbehandlungsmanagement aus. Sie entscheiden und begründen die Art und Vorgehensweise der Wundreinigung.	Die Lernenden übernehmen Verantwortung. Die Lernenden vernetzen Wissen und Methoden	LSG Arbeitsblatt Pflegepädagoge Lehrervortrag Fallarbeit	AAP: Hygiene

10 Stunden	**Durchführen:** Die Lernenden führen die geplante Wundversorgung an einer Pflegepuppe bzw. Dekubitusmodell aus. Sie entwickeln Handlungsalternativen für andere Situationen bzw. Wunden (Aseptischer und septischer Verbandswechsel).	Sie arbeiten konzentriert. Sie trainieren ihre psychomotorischen Fähigkeiten. Sie arbeiten wertschätzend miteinander.	Einführung, Demonstration am Modell. Übungsaufgabe mit weiteren Wunden. Pflegepädagoge	AAP: Lernsituation Ausscheiden (Steriles Arbeiten)
	Die Lernenden führen eine Wundanamnese durch und dokumentieren den Verbandswechsel fachgerecht.		Lehrervortrag Partnerarbeit Pflegepädagoge	GLP: Grundlagen der Pflegedokumentation.
2 Stunden	**Bewerten:** Die Lernenden beurteilen ihre Arbeit im Hinblick Ablauf, Hygiene, Organisation und Alternativen.	Die Lernenden nehmen Verantwortung für ihr Tun wahr.	Lerngruppen Pflegepädagoge	AAT: Lernen lernen

	Reflektieren:		
2 Stunden	Sie reflektieren ihren Arbeitsprozess und ihr berufliches Handeln.	Lehrer moderiert und strukturiert	
Übungsphase	Sie reflektieren aus der Sicht des Betroffenen und der Angehörigen.	Lerntagebuch	
1 Fallbezogene Schulaufgabe = 2 Stunden	Sie schätzen ihren Lernzuwachs ein.	Pflegepädagoge	
Praxisauftrag:			
Durchführung von unterschiedlichen Verbandswechsel			
Erstellen einer Wunddokumentation			AAT: Wundheilung, Wundversorgung, Diabetes.
Ein Beratungsgespräch durchführen und dokumentieren.			

LF 1.3/1.4/ LS 5 **10 Stunden** **Betroffene und Angehörige fachbezogen informieren und beraten.**	Orientieren: Der Lernende bringen eigene persönliche und berufliche Erfahrungen mit ein.	Ist bereit aus eigenen und persönlichen Erfahrungen zu lernen.	LSG	DuK: Gesprächsregeln 1. Ausbildungsjahr
	Informieren Der Lernende eignet sich Wissen grundlegende Kenntnisse über den Ablauf eines Informationsgespräches und eines Beratungsgespräches an.	Die Lernenden nehmen die Werthaltung von sich und dem Klienten wahr.	LSG Strukturiert Film Interaktive Mindmap Informiert und leitet die Diskussion	DuK: Grundlagen Deutsch, 1. Ausbildungsjahr
2 Stunden	Der Lernende überprüft sein Fachwissen bezüglich Wundversorgung und beeinflussende Faktoren.			
	Die Lernenden erkennen die Notwendigkeit der Information/ der Beratung für den Klienten.			
	Planen: Die Lernenden planen auf Grundlage des Fallbeispiels ein		LSG/ stellt Arbeitsauftrag vor.	

				AAT: Lernen lernen
2 Stunden	Informationsgespräch über die moderne Wundversorgung. Die Lernenden analysieren die Situation. Die Lernenden übertragen ihr Wissen auf die aktuelle Situation. Durchführen: Die Lernenden führen ein Informationsgespräch über die moderne Wundversorgung durch.	Die Lernenden übernehmen Verantwortung. Lernende entwickeln eine Arbeitsbeziehung. Die Lernenden nehmen einen Perspektivenwechsel ein. Die Lernenden stellen sich auf die Sprache des Klienten ein und können schwierige Sachverhalte mit einfachen Worten beschreiben. Sie arbeiten wertschätzend miteinander.	Aufteilung in Gruppen Lehrer führt ein, Videoaufzeichnung, moderiert. Rollenspiel	
2 Stunden	Die Lernenden führen ein Beratungsgespräch über fördernde Faktoren und Einflüsse der Wundheilung durch.			
2 Stunden	Bewerten: Die Lernenden beurteilen ihr Informationsgespräch/	Die Lernenden setzen sich mit Kritik auseinander. Die Lernenden können berechtigte Kritik annehmen.	Lehrer moderiert und strukturiert.	

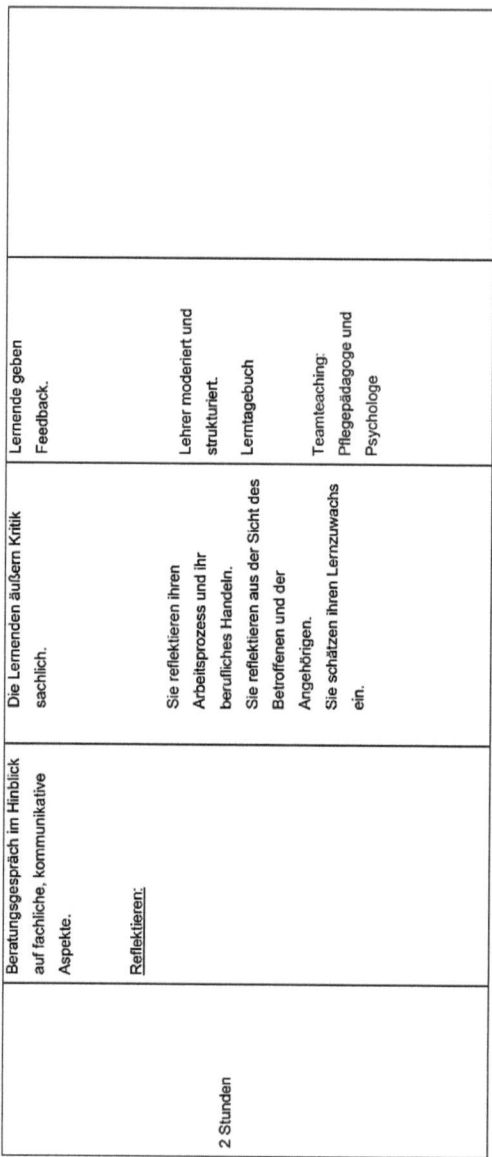

Abb. 12: Didaktischer Jahresplan AAT: Alten- und Altenkrankenpflege Theorie, AAP: Alten- und Altenkrankenpflege Praxis, LG: Lebensgestaltung, DuK: Deutsch und Kommunikation

3.3.5 5. Schritt: Lernsituation in der Organisationsstruktur anordnen

Der Organisationsplan ist parallel angeordnet. In den Blockwochen werden in der Regel zwei Lernfelder bearbeitet, da in dieser Form die externen Dozenten besser integriert werden können. Der vorgestellte Baustein ist in der Mitte des zweiten Ausbildungsjahres vorgesehen. Nach den Bausteinen im Lernfeld 1.3 mit den Themen Urogenitaltrakt, Magen-Darm-Trakt und Diabetes folgt der vorgestellte Baustein chronische Wunden. Daran schließt sich der Baustein an, der sich inhaltlich mit chronischen Atemerkrankungen auseinandersetzt.

Organisationsplan/ Jahresüberblick

Block-woche	21	22	23	24	25	26	27	28	29	30	31
LF	1.1					1.2		2.1			4.1
LS	1 Gesundheit					1 Diagnose		1 Herr Meier			1 Team
		2 Training							2 Neue Wege		
				3 100 Jahre					3 Frau Müller		
LF	1.3								1.3 + 1.4		
	1 Meine Blase drückt										
LS		2 Herr Meier würgt									
			3 zuckersüß								
						4 Wundversorgung					
								5 Information und Wundberatung			
										6 Atemnot	

Abb. 13: Jahresüberblick 2. Schuljahr 1. Halbjahr

4 Fazit

Nachdem in Bayern bei kompetenzorientierten Lehrplänen die Empfehlung besteht, mit der didaktischen Jahresplanung zu arbeiten, bestand großes Interesse, dieses Instrument für diese Arbeit zu verwenden, um prüfen zu können, ob es für die örtliche Schule geeignet wäre. Positiv hervorzuheben ist die klare Struktur der didaktischen Jahresplanung und der dreistufige Aufbau. Die Lernsituationen ermöglichen, dass bei Krankheit eines Lehrenden nahtlos der Unterricht übernommen werden könnte und die Schule mehr Planungssicherheit erhielte. Die Zeitschiene erlaubt bei einer gelungenen Planung einen schnellen Überblick.

Als schwierig erweist sich insbesondere das kleinschrittige Vorgehen, da dies die Gefahr birgt, den Zusammenhang und Überblick bei der Erstellung zu verlieren. Da in jeder Lernsituation eine vollständige Handlung mit zu fördernden Kompetenzen beschrieben werden soll, ist der Prozess langatmig und sehr komplex. Die Vorgehensweise ist weiter so angelegt, dass sich Planungsschritte wiederholen. Die verschiedenen Formblätter, die teilweise gleiche oder ähnliche Informationen beinhalten, tragen zur Verwirrung bei.

Für eine erste Ausarbeitung eines vollständigen Curriculums einer dreijährigen Pflegeausbildung sind diese notwendigen Zeitressourcen kaum vorhanden. Es wäre deshalb zu überlegen, entgegen der vorgeschriebenen Vorgehensweise, mit dem didaktischen Jahresplan zu beginnen und anschließend die Organisationsstruktur/Zeitschiene zu entwickeln. Die Zeitschiene, die nur die Schulwochen abbildet, müsste dann noch um die Wochen der Praxiseinsätze ergänzt werden. Die Praxisaufträge wurden in den didaktischen Jahresplan integriert, dennoch fehlen Elemente, wie die Theorie und Praxis besser miteinander verknüpft werden könnten. Grundsätzlich müsste vor dem Beginn der Entwicklung eines Curriculums das Lehrerkollegium ihre Kompetenzkriterien definieren und sich auf ein gemeinsames Lehr- und Lernverständnis verständigen.

Aus den genannten Gründen erweist sich die Curriculumsentwicklung mit Hilfe der didaktischen Jahresplanung als nicht ideales Modell für die Pflegeausbildung und bestätigt die Schlussfolgerungen aus dem genannten Gliederungspunkt 2.

Literatur

Bayerisches Staatsministerium für Unterricht und Kultus. (2005). Lehrplanrichtlinien Krankenpflege. Erreichbar unter: https://www.isb.bayern.de/download/8924/lpr_oktober_2005.pdf Stand: 30.11.2018.

Bundesministerium für Justiz und Verbraucherschutz (2007). Ausbildungs- und Prüfungsverordnung für die Berufe in der Krankenpflege. Erreichbar unter: https://www.gesetze-im-internet.de/ krpflaprv_2004/KrPflAPrV.pdf, Stand: 12.03.2018.

Benner, P., Tanner, A. & Chesla A. (2000). Pflegeexperten: Pflegekompetenz, klinisches wissen und alltägliche Ethik. Huber: Bern

Gesetz zur Reform der Pflegeberufe (Pflegeberufereformgesetz – PflBRefG) (2017). Erreichbar unter: https://www.bgbl.de/xaver/ bgbl/start.xav?start=%2F%2F*%5B%40attr_id%3D%27bgbl117 s2581.pdf%27%5D#__bgbl__%2F%2F*%5B%40attr_id%3D% 27bgbl117s2581.pdf%27%5D__1547911387809, Stand: 19.01.2019.

Kultusministerkonferenz KMK (2007). Handreichung für die Erarbeitung von Rahmenlehrplänen der Kultusministerkonferenz für den berufsbezogenen Unterricht in der Berufsschule und ihre Abstimmung mit Ausbildungsordnungen des Bundes für anerkannte Ausbildungsberufe. Erreichbar unter: https://www.kmk.org/

fileadmin/veroeffentlichungen_beschluesse/2007/2007_09_01-Handreich-Rlpl-Berufsschule.pdf, Stand: 13.12.2018.

Kultusministerkonferenz KMK. (2017). Handreichung für die Erarbeitung von Rahmenlehrplänen der Kultusministerkonferenz für den berufsbezogenen Unterricht in der Berufsschule und ihre Abstimmung mit Ausbildungsordnungen des Bundes für anerkannte Ausbildungsberufe. Erreichbar unter: https://www.kmk.org/fileadmin/Dateien/veroeffentlichungen_beschluesse/2011/2011_09_23_GEP-Handreichung.pdf, Stand: 08.12.2018.

Olbrich, C. (2000). Modelle der Pflegedidaktik. München: Elsevier

Staatsinstitut für Schulqualität und Bildungsforschung ISB. (2009). Lehrplanrichtlinie Altenpflege. Erreichbar unter: https://www.isb.bayern.de/download/8519/lpr-bfs-altenpflege-2009.pdf, Stand: 30.11.2018.

Staatsinstitut für Schulqualität und Bildungsforschung ISB, Akademie für Lehrerfortbildung und Personalführung ALP. (2012). Didaktische Jahresplanung. Erreichbar unter: http://www.isb.bayern.de/download/10684/druck_dj_v21.pdf, Stand: 20.11.2018.

Regierung von Schwaben. (k.A). Einführung in das Konzept. „Segel – Umsetzung selbstregulierten Handelns im Unterricht". Erreichbar unter: http://www.schulentwicklung.bayern.de/schwaben/userfiles/BSBFS/SEGEL/selbstreguliertes_Lernen_Erklaerung.pdf, Stand: 08.12.2012.

Schneider, K., Brinker-Meyendrisch & Schneider, A. (2003). Pflegepädagogik für Studium und Praxis. Berlin: Springer

Walter, A. (2013). Schulnahe Curriculumentwicklung. In R. Ertl-Schmuck
& U. Greb (Hrsg.) Pflegedidaktische Handlungsfelder. Weinheim:
Beltz, S. 124-151.

Universität Zürich Hochschuldidaktik UHZ. K. D. Hochschuldidaktik A -Z,
Curriculum. Erreichbar unter: https://www.weiterbildung.
uzh.ch/dam/jcr:ffffffff-9a08-8cca-0000-00007907a7a2/A_Z_
Curriculum. pdf, Stand: 19.01.2019.

Autorinnen und Autoren

Eva Baborowsky
Pflegepädagogin B. A., derzeit berufsbegleitend Masterstudiengang Bildung im Gesundheitswesen und Lehrkraft an einer Berufsfachschule für Kranken- und Kinderkrankenpflege
evababo@hotmail.com

Waltraud Bergmaier
Krankenschwester, Praxisanleiterin, Lehrerin für Alten- und Krankenpflege, Dipl.-Pflegepäd. (FH) und derzeit berufsbegleitend
Masterstudiengang Bildung im Gesundheitswesen ◆
w.bergmaier@liselotte-nold-schule.de

Markus Hanekamp
Gesundheits- und Kinderkrankenpfleger - Pflegepädagoge B.A.,
Schulmanagement M.A. und Schulleitung an Berufsfachschulen für
Krankenpflege und Krankenpflegehilfe in Roth ◆
m.hanekamp@kreisklinik-roth.de

Anna Kamm
Gesundheits- und Kinderkrankenpflegerin - Pflegepädagogin B.A.,
derzeit Masterstudiengang Bildung im Gesundheitswesen
und Pflegepädagogin an einer Berufsfachschule für Kranken- und
Kinderkrankenpflege ◆
anna.kamm@gmx.de

Prof. Dr. habil Thomas Prescher
Wilhelm Löhe Hochschule ◆ Professur für Berufspädagogik ◆
Thomas.Prescher@wlh-fuerth.de

Claudia Reimer
Krankenschwester- Fachkraft für Pflege in der Onkologie und Pal-
liative Care- Praxisanleiterin- Moderatorin Palliative Praxis- Be-
rufspädagogin im Gesundheitswesen BA, derzeit berufsbegleitend
Masterstudiengang Bildung im Gesundheitswesen und Tätigkeit
als Kursleitung für die Weiterbildung Pflege in der Onkologie und
Palliative Care am Bildungszentrum eines Klinikums
Reimer-claudia@t-online.de

Lisa Schöpf
Gesundheits- und Krankenpflegerin - Praxisanleiterin - Berufspädagogin im Gesundheitswesen B.A., derzeit berufsbegleitend Masterstudiengang Bildung im Gesundheitswesen und Lehrkraft an
einer Pflegeschule ◆
l.schoepf@gmx.de

Christina Schmidt
Krankenschwester - Praxisanleiterin - Berufspädagogin im Gesundheitswesen B.A., derzeit berufsbegleitend Masterstudiengang
Bildung im Gesundheitswesen und Lehrkraft an einer Pflegeschu-
le-stellvertretende Schulleitung ◆
christina-meiler@web.de